Obok rzeczywistości

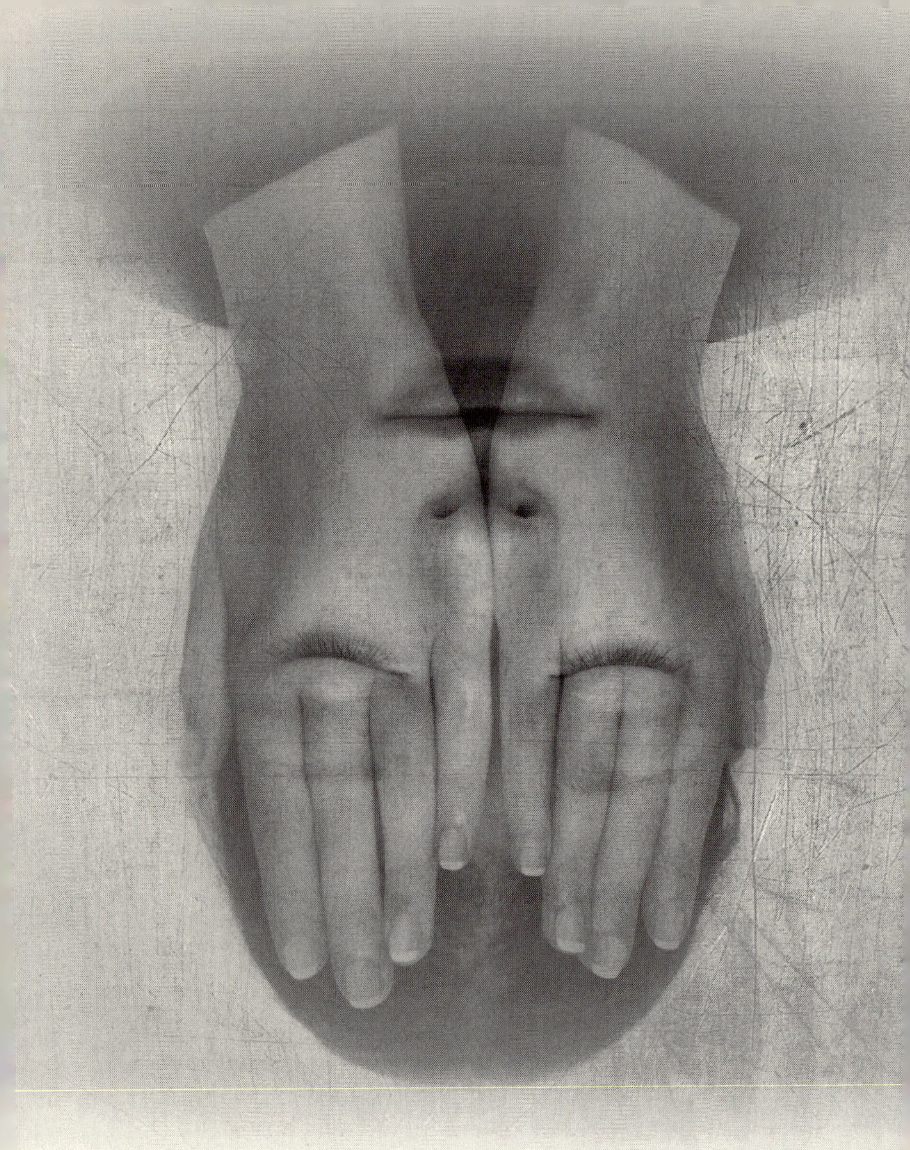

Reni Wagner

Obok rzeczywistości

Kobieta, lat 31, dziecko... i psychoza paranoidalna

przełożyła
Maria Kosowska-Németh

Scholar
Wydawnictwo Naukowe SCHOLAR
Warszawa 2021

Tytuł oryginału: *Neben der Realität. Weiblich, 31, ein Kind … und dann paranoide Schizophrenie*

Redakcja: Dorota Kassjanowicz

Korekta: Piotr Małyszko

Projekt okładki: Maryna Wiśniewska

Ilustracja na okładce: Adobe Stock

ISBN 978-83-66470-47-7

Wydawnictwo Naukowe Scholar Spółka z o.o.
ul. Oboźna 1, 00-340 Warszawa
tel. 22 692 41 18; 22 826 59 21; 22 828 93 91
dział handlowy: jak wyżej, w. 108
e-mail: info@scholar.com.pl
www.scholar.com.pl

Wydanie pierwsze
Skład i łamanie: WN Scholar (*Jerzy Łazarski*)
Druk i oprawa: www.druk-24h.com.pl

Spis treści

Piotr Oleś

Napiętnowana tożsamość

Autorka poruszającego dziennika noszącego tytuł *Obok rzeczywistości*... to trzydziestokilkuletnia kobieta, żona i matka, mistrzyni Niemiec w konkursie wizażystek. Niespodziewanie dla siebie i bliskich zapadła na chorobę psychiczną pół roku po urodzeniu córeczki. Jej świat i życie odwróciły się o sto osiemdziesiąt stopni... Reni Wagner dzieli się swoimi przeżyciami, relacją pełną emocji i przeróżnych myśli towarzyszących chorobie, zmaganiami zarówno z samą chorobą, jak i z jej skutkami, refleksjami nad ubocznymi efektami leczenia, doświadczeniem społecznej izolacji, poczuciem inności i napiętnowania; to także zapis przeżyć dotyczących desperackich prób utrzymania się na powierzchni życia oraz niewycofania się z roli matki i żony.

Dziennik to nietypowy. Poszczególne części nie oznaczają dni ani miesięcy; to kamienie milowe drogi przez mękę, wydarzenia i doznania: *Moje tabletki*, *Strachy i rozterki*, *Blackout*, *Psychiatria I*, *Remisja*, *Psychiatria II*, *Moi krewni*, *Drugie dziecko?*, *Praca*, *Lęk przed przyszłością*, aż po napawający nadzieją finał: *Codzienność*, *Zakończenie* i *Podziękowanie*.

Dziennik porusza autentycznością przeżyć, a zarazem uderza uczciwością narracji. Narracji pozbawionej – co ważne – aury niezwykłości, mentorskiego tonu czy zadufania bądź poczucia namaszczenia z powodu doświadczenia choroby psychicznej. To rzetelna relacja z meandrów ludzkiego losu przesyconego cierpieniem i zmaganiem się z nim oraz z jego skutkami. „Ta choroba piętnuje!" – wykrzykuje swój ból autorka, i jest to ważne przesłanie tej przejmującej opowieści.

Choroba jako zmiana

Zainteresowanie psychopatologią przybiera różne postacie, od prób wnikania w najskrytsze i słabo poznane zakamarki ludzkiej duszy, przez tragikomiczne próby ukazania rozpadającego się świata, który jako żywo przypomina tzw. rzeczywistość, po poważne wysiłki odkrywania i ujawniania skomplikowanego świata przeżyć osoby chorej, różniącego się, a zarazem nieróżniącego od doświadczeń człowieka niedotkniętego chorobą. Z jednej strony niezrozumiałe poszukiwanie algorytmu przemieszczania się gołębi, znane z filmu *Piękny umysł* (2001), z drugiej – troska o bliskich, opieka nad dziećmi, problemy finansowe, lęk przed opinią znajomych, problemy w pracy (jeśli tę udało się utrzymać), które nie różnią się istotnie od zwykłych codziennych trosk wielu zdrowych ludzi. Ta nowa jakość wynikająca z choroby, okrutna i wyniszczająca, wywołuje nieadaptacyjne, a nierzadko również destrukcyjne przekonanie o własnej nieadekwatności i lęk leżący u źródeł takiego przeświadczenia i/lub stanowiący jego rezultat.

Niemal z dnia na dzień (choć w dziele Wagner procesy te zachodziły znacznie dłużej) świat z miejsca względnie bezpiecznego przekształca się w pełną pułapek i zagrożeń nie-rzeczywistość. Ludzie, którzy jeszcze wczoraj mówili „dzień dobry" i uśmiechali się na powitanie, dziś obserwują, spiskują i szykują coś niewyobrażalnie strasznego, a to swoje codzienne „dzień dobry" mówią tylko dla niepoznaki. Trzeba uciekać, chronić dzieci, ratować co się da, na dodatek jest to ekstremalnie trudne, ponieważ świat nie dostrzega oczywistych zagrożeń i nie próbuje im przeciwdziałać, a wręcz, co gorsza – odmawia pomocy. W dodatku grozi szpitalem i hospitalizacją nawet wbrew woli. Tak, najkrócej mówiąc może wyglądać fenomenologia przeżyć osoby, u której pojawiają się urojenia prześladowcze.

Z fenomenologii przeżyć: jak rodzi się zespół urojeniowy

Pamiętam przypadek młodego mężczyzny, który jeździł na Ukrainę z towarem, a wracał z pieniędzmi i innym towarem. To wszystko było nielegalne i oznaczało stresującą grę z celnikami i miejscową policją. Jak mówił, trzeba było ubrać się tak, żeby być widocznym, i zachowywać tak, jakby się miało towar do opchnięcia, ale na targu jeszcze go nie mieć – chodziło najpierw o kontakt, a potem o dyskretną transakcję. I zawsze w ten sposób postępował po wyjściu z hotelu. Ale za którymś razem poczuł się źle – miał wrażenie, że go namierzyli i śledzą. Wrócił więc do hotelu i bał się z niego powtórnie wyjść. Jego towarzysze, również trudniący się prywatnym handlem międzynarodowym, spieniężyli towar za niego, po czym udało się jakoś wrócić razem pociągiem do Polski.

Mężczyzna przestraszył się nie na żarty, kiedy usłyszał na peronie, że „Polacy mówią po rosyjsku"; przeraziło go to niekoniecznie z przyczyn patriotycznych. Nawiasem mówiąc, w tamtym mieście łatwo spotkać osoby mówiące po rosyjsku, ukraińsku lub białorusku, zwłaszcza na dworcu kolejowym, nie można więc wykluczyć, że jego pierwsze wrażenie nie było halucynacją. Jego obawy współtowarzysze potraktowali jak żart i poradzili: „Idź się prześpij!". Mężczyzna, nadal słysząc język rosyjski, postanowił iść na policję (na dworcu był posterunek) i zażądał rozmowy z komendantem. Jego lęk jeszcze wzrósł, gdy się okazało, że polscy policjanci również mówią po rosyjsku. Był autentycznie przerażony. Komendant zachował się przytomnie – po wylegitymowaniu mężczyzny zapytał o numer telefonu do żony i wezwał ją na posterunek. Żona przyjechała i policja miała problem z głowy, ale żona nie. Nazajutrz rano mężczyzna zabrał się w domu za zaklejanie okien i maskowanie gniazdek instalacji elektrycznej; był pewien, że są śledzeni. Odmówił też oczywiście wyjścia na zewnątrz. Żona, pielęgniarka, wiedziała co nieco o zaburzeniach psychicznych, więc dłużej się nie wahała – wezwała pogotowie.

Trzy tygodnie pobytu w klinice i objawy znikły bez śladu, a mężczyzna zaczął nabierać dystansu do tamtych przeżyć, przyjmując z coraz większą pewnością, że były to omamy, jakby mózg, przeciążony stresem, przeszedł na własny autonomiczny względem woli i rzeczywistości program. Pozornie sytuacja zmierzała ku dobremu, lecz pojawiły się nowe problemy dotyczące powrotu do pracy. Mężczyzna był dowódcą służb wartowniczych w pobliskiej jednostce wojskowej. A jeśli podczas służby usłyszy „obcy język" tuż za ogrodzeniem jednostki? Konieczne było zatem dłuższe zwolnienie, potem kolejne badanie pod kątem możliwości podjęcia obowiązków zawodowych, a wreszcie decyzja co do ich charakteru i zajmowanego stanowiska.

W relacji tego wojskowego, który dorabiał w ramach turystyki handlowej, uderzała autentyczność przeżyć zaskakujących dla samego ich podmiotu – fenomenologia zjawiska rodzącego się zespołu urojeniowego. Mężczyzna wiedział, że dzieje się coś dziwnego, a nie rozumiejąc, co to takiego, nabrał przekonania, iż coś jest nie tak ze światem. To oszaleli inni ludzie: najpierw zaczęli mówić w obcym języku, a potem uknuli niebezpieczny spisek. Relacjonował narastanie objawów i towarzyszące im zdziwienie – jakby „włączyły się" dwa równoległe programy: w ofensywie program zaburzeń, a w defensywie program (auto)refleksji. Świat osobliwie zmieniającej się *psyche* jest doprawdy fascynujący, a jednocześnie tragiczny. W tej historii zadziwiają jeszcze dwie rzeczy. Po pierwsze, świetnie w tym przykładzie zilustrowana rola stresu (nadmiernego w tym indywidualnym przypadku) w powstawaniu zaburzeń zdrowia psychicznego. Po drugie, kwestia adaptacji – pomimo ryzyka mężczyzna wrócił do pracy, ale porzucił ryzykowny handel. Zastąpiła go w tym żona. Jakoś trzeba przecież żyć…

Piętno choroby psychicznej

Od czasów *Schizofrenii* Antoniego Kępińskiego (1974) oraz słynnej trzytomowej powieści Jerzego Krzysztonia *Obłęd* (1979) i filmu Miloša Formana *Lot nad kukułczym gniazdem* (1975) w psychiatrii, a także w społecznej świadomości chorób psychicznych oraz w wiedzy o ich symptomach i leczeniu, wiele się zmieniło. Niemniej, choroba psychiczna, mimo że można ją leczyć, a niektóre sfery funkcjonowania człowieka nie muszą być w jej przypadku zaburzone, wciąż budzi lęk i uprzedzenia. Diagnoza psychiatryczna to realne piętno tożsamości, całe szczęście, że na ogół niewidoczne dla innych (Goffman, 2005).

Jak pisze Piotr Świtaj (2005, s. 140): „Spośród zaburzeń psychicznych (…) do najbardziej stygmatyzujących wydaje się należeć schizofrenia, którą Torrey nazwał wręcz współczesnym odpowiednikiem trądu. Schizofrenia w świadomości społecznej jest niemal synonimem choroby psychicznej, szaleństwa, a sama nazwa obrosła licznymi mitami («rozdwojenie osobowości») i funkcjonuje w języku w bardzo różnych kontekstach, często odległych od pierwotnego".

Ten aspekt choroby w spektakularny sposób oddaje tytuł jednego z tekstów Bogdana de Barbaro, *„Schizofrenia" jako klątwa* (2004). Wyzwanie jest poważne; nie dość, że samopoczucie, myślenie i zachowanie noszą znamiona odmienności (od normy), i trzeba to jakoś zasymilować, to jeszcze powstaje problem: co pomyślą inni? „Po pierwsze, wraz z psychotycznie zmienionym obrazem świata u osoby chorej dochodzi do zmiany obrazu siebie. (...) Po drugie, proces stawania się pacjentem psychiatrycznym to zarazem proces naznaczenia społecznego" (de Barbaro, 2008, s. 204). Konieczność zmiany koncepcji siebie i przeformułowania tożsamości na ogół wiąże się z silnym poczuciem zagrożenia „ja" (*tamże*), a jednocześnie towarzyszy temu obawa przed odrzuceniem. To dwa bardzo poważne, splecione ze sobą wyzwania, i to w sytuacji wystąpienia procesu chorobowego (oraz w przebiegu leczenia). I trzecie – owa tytułowa „klątwa" – a więc piętno dla tożsamości (Goffman, 2005) oraz perspektywa przyszłości zaburzona świadomością przewlekłej lub nawracającej choroby. Ile człowiek może znieść? Z iloma nieszczęściami naraz potrafi się zmagać?

Jak pokazuje poruszający dziennik Reni Wagner, a także udowadniają inne przykłady z życia, możliwości adaptacji są pomimo wszystko wielkie.

„Klątwa" w postaci etykiety psychiatrycznej uprzedmiatawia osobę zarówno w jej własnej świadomości, jak i nierzadko w odbiorze innych, a samo określenie „pacjentka", „pacjent" lub jeszcze gorzej – „przypadek" jest tego wymownym wyrazem. Język zatem ma znaczenie. Lecz jeszcze większe znaczenie ma to, jakich ludzi spotyka osoba chora – w domu, w pracy, w przychodni, w szpitalu – czy respektują jej godność i chronią poczucie własnej wartości, czy traktują, mniej lub bardziej świadomie, w sposób przedmiotowy, niejako izolując się i chroniąc przed niezrozumiałą w jej objawach i mechanizmie chorobą.

W obronie podmiotowości osoby chorej

Antoniego Kępińskiego (1974) wołanie o podmiotowe traktowanie osoby chorej nie straciło na aktualności! Ma ono istotne implikacje praktyczne. Nie chodzi tylko – albo aż – o ludzką godność, niezbywalny atrybut człowieka, lecz również o pewną znamienną filozofię w podejściu do leczenia, wiedzy i procedur medycznych (Sęk, Steuden, 2016).

Jak twierdzi de Barbaro (2008, s. 213): „Konsekwencją podmiotowego traktowania pacjenta jest uwzględnienie interesów pacjenta. (...) Uwzględnienie takiego wymiaru, jak jakość życia, może niekiedy być ważniejsze niż walka z urojeniami i omamami. Kryterium użyteczności, czyli uwzględnienie interesu pacjenta i jego wizji życia, powinno mieć priorytet nad kryterium normalności".

Zobaczmy, czym skutkuje przeciwna postawa: „W skrajnie uprzedmiatawiającej relacji nadanie osobie chorej nazwy «schizofrenik» inicjuje narrację, której cechy charakterystyczne to brak poczucia sprawstwa, poczucie wykluczenia i odrzucenia, poczucie bezsilności i bezwolności. Nie trzeba dodawać, że taka «rama epistemiczna» może mieć moc samospełniającej się przepowiedni" (*tamże*, s. 212).

Z punktu widzenia osoby chorej jest zatem o co walczyć. Istnieje dobry powód, by jak najdłużej zachować pozory normalności i nie przyznawać się do hospitalizacji psychiatrycznej ani tym bardziej do choroby. I jak długo się da, tłumaczyć absencję w domu lub pracy innymi powodami, a niezrozumiałe dla otoczenia zmiany nastroju i zachowania – względami sytuacyjnymi, natomiast skutki uboczne leczenia, jak ospałość czy nadwaga – niezdrowym stylem życia. To wszystko będzie lepsze od etykiety psychiatrycznej: „schizofreniczka".

Jak pisze Świtaj (2005, s. 139), są „trzy sposoby, za pomocą których pacjenci próbują radzić sobie z naznaczeniem społecznym: zachowywanie swojej choroby w tajemnicy (*secrecy*), wycofanie społeczne (*withdrawal*), tzn. ograniczenie kontaktów społecznych np. do wąskiego kręgu rodzinnego lub do osób naznaczonych tym samym piętnem oraz edukowanie innych (*education*), czyli aktywna próba zmiany nieprzychylnych postaw społecznych".

Wagner w zasadzie próbowała wszystkich trzech. Początkowo, ale i w późniejszym okresie, robiła wszystko, by jej choroba pozostała tajemnicą. Okresowo ograniczała też kontakty społeczne. Lecz w końcu zdecydowała się na trzeci sposób – edukację społeczną poprzez publikację swojego unikatowego dziennika. Ale i tu nie odstąpiła od sposobu pierwszego (utrzymanie choroby w tajemnicy), tłumacząc wydanie książki pod pseudonimem troską o córkę.

W pewnym stopniu miała rację. Pomimo licznych kampanii społecznych na rzecz zrozumienia i społecznej integracji osób z różnymi zaburzeniami zdrowia psychicznego, w mediach chorzy psychicznie przedstawiani są często jako agresywni (Borysewicz, 2003; Świtaj, 2005). Niektóre ich zachowania faktycznie mogą takie być lub tak zostać przez otoczenie odebrane. Zrozumienie drugiej osoby, zwłaszcza w świetle motywów, które nią kierują oraz przekonań i emocji leżących u podłoża tych motywów, stanowi nieustanne wyzwanie dla człowieka, który chętnie chodzi na skróty, ferując pochopne sądy i oceny na temat życia prywatnego, lub zaangażowania społecznego, lub religijnego i innych ludzi.

Społeczna akceptacja i respektowanie potrzeb osoby chorej

Psychoedukacyjne w swej wymowie dzieło Wagner (dokładnie taką funkcję może pełnić jej unikatowa relacja) oswaja z psychiatrią, oferuje obszerną wiedzę o chorobie i przeżyciach z nią związanych oraz o meandrach leczenia, powodowanych nierzadko przez samą pacjentkę/pacjenta. Celowo używam tego uprzedmiatawiającego określenia. Główna wymowa dzieła to protest lub – łagodniej – niezgoda na etykietowanie, ocenianie, wykluczanie i jakąkolwiek dyskryminację osoby cierpiącej na schizofrenię. Powtórzmy za autorką: „Ta choroba piętnuje!". Niestety, to prawda, wciąż za dużo jest uprzedzeń wobec osób chorujących psychicznie, a za mało zrozumienia.

Dziennik Wagner to też obrona przed inwazyjną, by nie powiedzieć toksyczną, troską rodziny i znajomych, obrona przed zainteresowaniem naruszającym prywatność lub przed chęcią niesienia pomocy wbrew woli człowieka chorego bądź na przekór jego potrzebom. Nieadaptacyjne współczucie może być gorsze od obojętności, niewiele daje poza pozycjonowaniem osoby chorej jako ułomnej i oczekującej wsparcia czy współczucia; podczas gdy konstruktywna byłaby zwykła bezinteresowna życzliwość lub realna pomoc, np. w postaci codziennego kontaktu bez uprzedzeń albo propozycji zatrudnienia – a to już duża rzecz!

Próby radzenia sobie z chorobą

W sposób przemawiający do wyobraźni autorka opisała wiele innych zjawisk związanych z chorobą, leczeniem lub skutkami tych procesów. Spróbujmy wymieć choć kilka: pierwsze objawy i towarzyszące im zaskoczenie, zagubienie, lęk i bezradność zarówno samej chorej, jak i jej męża; osobliwa interpretacja; wynikająca z niej nieodparta, a zarazem patologicznie niepasująca do otoczenia logika zachowania; poczucie winy i wstyd z powodu choroby i je skutków; myślenie kontrfaktyczne „co by było, gdyby" – zarówno dotyczące tego, czy można było uniknąć choroby, jak i refleksji: „a gdybym żyła w innym czasie i w innym miejscu na ziemi albo była w innej sytuacji życiowej?". Kto tak nie myśli, próbując poznawczo opanować niezrozumiałą lub trudną sytuację? A są i inne zjawiska, np. niewyrażone i tym silniejsze potrzeby osoby chorej: szczerego a jednocześnie dyskretnego wsparcia, zrozumienia, zachowania prywatności, obrony przed ciekawością lub wścibstwem innych, kontroli przynajmniej nad wybranymi sferami życia, poczucia przydatności i sprawczości, zachowania autonomii i zaufania do siebie…

A jednocześnie istnieje konieczność wytrwania w zadaniach życiowych i ich realizacji, od której nie ma zwolnienia ani odwrotu. Co najwyżej następuje przerwa związana z konieczną hospitalizacją. Niektóre potrzeby i frustracje pojawiają się w wyniku intencjonalnych i nieintencjonalnych działań innych ludzi. Na przykład ci, których uznawało się za przyjaciół, znikają, gdy tylko do nich dotrze, że mają kontakt z osobą chorą, zupełnie jakby schizofrenia była zakaźna albo jakoś zagrażała innym (por. Wciórka, Wciórka, 2000).

Wspomnienia Wagner ukazują, jak ważna dla osoby chorej jest wiedza na temat tej choroby, jej genezy, objawów, przebiegu i leczenia, jak ważne wydaje się choremu poznanie jej przyczyn, ale też maskowanie jej innymi schorzeniami, bardziej akceptowanymi społecznie, jak choćby depresja. Te zapiski uświadamiają nam, że choroba i jej leczenie powodują znaczne i naprawdę dolegliwe ograniczenie wolności, a niekiedy wręcz psychiczną niewolę. Tak, niewolę – po pierwsze spowodowaną świadomością choroby, a po drugie – reżimem leczenia oraz przyjmowania leków, regularnie i bez przerw.

To konieczność zmagania się ze skutkami ubocznymi leczenia, tymi bezpośrednimi, jak senność, poczucie znużenia i brak energii czy otyłość. I pośrednimi, jak czasowa niemożność prowadzenia samochodu, przerwy w aktywności zawodowej lub ograniczenia związane z planowaniem rodziny (jak pogodzić ciążę z przyjmowaniem leków psychotropowych? Jaka jest szansa na udane macierzyństwo?). I dalej, wycofanie z życia i ograniczenia związane już nie tylko z koniecznością przyjmowania leków czy zaakceptowania nowej tożsamości – tożsamości osoby leczącej się z powodu schizofrenii (de Barbaro, 2008), lecz także dotyczące swobody decydowania o stylu życia, w tym – jakości i formy kontaktów towarzyskich. Wreszcie, to obawa przed nadmierną ostrożnością, i to właśnie wtedy, gdy trzeba śmiało decydować o powrocie do pracy.

Dzieląc się swoimi przeżyciami, Reni Wagner pokazuje, jak uciążliwe są „dobre rady" ludzi, często tych bliskich, ale nieznających lub nierozumiejących sytuacji oraz tego, jak niewczesna troska potrafi ranić.

Wiedza o chorobie i leczeniu

Obok warstwy, nazwijmy to, przeżyciowej, pojawiają się dysfunkcjonalne przekonania, np., że schizofrenia jest chroniczna (a to tylko jedna z postaci tej choroby, którą w dodatku autorka nie była dotknięta). Z opisu choroby zawartego w książce wynika, że ta postać miała przebieg remitujący, co jest nie mniej stresujące, gdyż na ogół nie wiadomo, kiedy i w jakiej formie powróci. W takiej sytuacji można zrobić co najmniej trzy rzeczy.

Po pierwsze, przyjmować leki zgodnie z zaleceniem lekarza i nie odstawiać ich pomimo dobrego samopoczucia. Taką decyzję podejmuje lekarz wraz z pacjentem, nigdy sama osoba chora. (Poruszający pamiętnik Wagner ukazuje m.in. fatalne skutki takiej właśnie samowoli).

Po drugie, można nauczyć się rozpoznawać objawy zwiastunowe: samopoczucie jest jeszcze dobre, lecz w głowie już świtają myśli podobne do tych, jakie poprzedzały poprzednie zaostrzenie choroby. Z uczuciami i relacjami interpersonalnymi pozornie nic złego się nie dzieje, ale już nachodzi ten osobliwy stan psychiczny będący zapowiedzią katastrofy. Pojawiają się zwiastuny niepokojących myśli, rozedrganych emocji czy dysfunkcjonalnych przekonań. Co wtedy robić? Odpowiedź jest prosta: natychmiast skontaktować się z lekarzem. Zastosowanie w tym momencie leczenia może zapobiec nieszczęściu w postaci nawrotu objawów. Z pewnością leczenie poszczególnych epizodów choroby nie powinno się kończyć wraz z wypisem ze szpitala, i tak się nie dzieje. W celu nauczenia się rozpoznawania symptomów zwiastunowych konieczny jest udział w warsztatach psychoedukacyjnych prowadzonych przez specjalistę, psychologa lub psychiatrę. W ten sposób można zyskać wiedzę w zakresie rozpoznawania swoich stanów psychicznych z objawami zwiastunowymi włącznie (i przede wszystkim).

I po trzecie, należy unikać stresu, nieregularnego trybu życia, napięć i konfliktów. Kto o tym nie słyszał? Ale kto to potrafi? Niejednokrotnie w rodzinach osób chorych trwają nierozwiązane konflikty i dysfunkcjonalne scenariusze zachowań aktywizujące psychopatologię. Wówczas praca, wychowanie dzieci, codzienne czynności, po prostu życie pod jednym dachem to nieustanne źródło stresu, którego nie da się uniknąć. Ale wiedząc o chorobie, można np. nie brać nadgodzin, zrezygnować z dodatkowej pracy, lepiej podzielić obowiązki w domu czy pogodzić się z teściową lub sąsiadami albo... nie wyjeżdżać na nielegalny handel. Częściowo można stresu uniknąć. Można też wdrożyć nowe nawyki regenerowania organizmu i/lub odreagowywania przykrych emocji.

Wagner nie miała szczególnie trudnej sytuacji osobistej. W takich przypadkach źródłem napięć bywają same przeżycia człowieka, a raczej to, jak przeżywa poszczególne wydarzenia. Skłonność do doświadczania w aurze stresu sytuacji, które dla innych są neutralne, może być wpisana w strukturę osobowości, i co więcej – ma swoje neurobiologiczne podłoże, np. jako wzmożona wrażliwość autonomicznego układu nerwowego. Jednak podatność nie oznacza jeszcze patologicznego funkcjonowania. Trzeba dodać (choć w tym równaniu lepiej byłoby to odjąć) tendencję do skupiania się na przykrych myślach i nieadaptacyjne sposoby radzenia sobie ze stresem, jak unikanie problemów, ucieczka w marzenia czy zamykanie się w sobie.

W kierunku psychiatrii środowiskowej

W środowisku naturalnym człowieka możliwe i wskazane jest zapobieganie wystąpieniu lub nawrotowi choroby. Podobnie powrót do tegoż środowiska w wielu przypadkach, jeśli nie w zdecydowanej większości, wymaga opieki ze strony lekarza, psychologa, asystenta społecznego lub innych osób z zespołu leczącego. Idąc jeszcze dalej, zauważmy, że idea psychiatrii środowiskowej polega na leczeniu – jeśli nie wymaga ono koniecznie hospitalizacji – w naturalnym środowisku społecznym. Tym bardziej, że pośrednią lub bezpośrednia przyczyną wystąpienia zaburzeń emocjonalnych bądź dotyczących zdrowia psychicznego często jest stres wynikający z nieprawidłowości w relacjach interpersonalnych i społecznych. To one niejednokrotnie wymagają interwencji i korekty, aby możliwe było zdrowe funkcjonowanie wrażliwej jednostki w danym kontekście sytuacyjnym albo społecznym.

Idea psychiatrii środowiskowej nierozerwalnie wiąże się ponadto ze społeczną percepcją choroby psychicznej. Psychiatria ta okazuje się możliwa w społeczności, w której choroba psychiczna nie stanowi tabu w świadomości społecznej ani nie jest czymś stygmatyzującym. Obniżenie lęków społecznych związanych z zaburzeniami zdrowia psychicznego z pewnością przyczynia się do wprowadzania w życie psychiatrii środowiskowej. I na odwrót, wdrażanie psychiatrii środowiskowej sprzyja osłabieniu i rozproszeniu uprzedzeń wobec osób chorych. Wołanie Reni Wagner o społeczną akceptację, czy też przynajmniej tolerancję wobec osób chorych to również działanie potencjalnie ułatwiające leczenie bez odrywania ich od naturalnych relacji rodzinnych, społecznych, zawodowych.

Jak czytać dzieło Reni Wagner, jak je (z)rozumieć?
Krąg odbiorców, z uwagi na oryginalność dziennika Wagner oraz niesłabnące zainteresowanie społeczne zaburzeniami zdrowia psychicznego, niestety częściowo powodowane ich rozpowszechnieniem, będzie – jak

można sądzić – dość szeroki. Tylko jak czytać taki tekst, by wynieść z niego coś więcej niż tylko ulotne, siłą rzeczy, wrażenie i, nawet najbardziej autentyczne, współczucie?

Najpierw spróbujmy docenić owo współczucie, ponieważ empatyczne podejście do drugiego i zaufanie stanowią podstawę wszelkich relacji społecznych; składają się na tzw. kapitał społeczny. Zrozumienie i współczucie mogą się przekładać, i nierzadko tak właśnie się dzieje, na motywację równego traktowania osób napiętnowanych chorobą (psychiczną) czy każdym innym piętnem tożsamości (Goffman, 2005). Lektura pamiętnika Reni Wagner uczy empatii i czegoś znacznie więcej – traktowania chorego jak każdego innego człowieka, który ma prawo do lepszych i gorszych chwil, czasem do niezrozumiałych zachowań, ale nade wszystko – do bezcennego i zarazem nobilitującego kredytu zaufania wyrażonego np. gotowością wynajęcia takiej osobie mieszkania, zatrudnienia jej, podwiezienia do pracy, zaopiekowania się jej dzieckiem przez godzinę etc. etc. Tego rodzaju realna pomoc społeczna może (współ)decydować o podtrzymaniu jej zdrowia i niezaburzonym funkcjonowaniu. Jest wsparciem dla zagrożonego „ja", remedium dla zaniżonego poczucia własnej wartości osoby chorej, a nierzadko usuwa również piętno zranionej tożsamości. Czy jest coś cenniejszego w relacjach międzyludzkich?

Jak wyznaje Wagner, najważniejsze w stanie choroby jest poczucie własnej wartości, a to zapewnia przydatność zawodowa. Ciekawe, że nie jest to wywiązywanie się z obowiązków rodzinnych (ono uznaje się za naturalne; można najwyżej czuć się winnym z powodu ich zaniedbania), lecz właśnie praca, która powoduje poczucie sprawczości i wzmacnia podmiotowość zdrowiejącej osoby chorej.

Praca, jako niekonieczna, ale możliwa i realna, sugeruje powrót do normalności, daje siłę, a nade wszystko wyrywa ze stanu apatii, bezradności i lęku; pozwala przezwyciężać też inne trudności, Czyn pobudza motywację i pozwala wyjść z zaklętego kręgu choroby lub niemożności.

Rzecz w tym, by rozsądnie wspierać, zachęcać, upewniać zdrowiejącą osobę, że może, potrafi…, i stworzyć jej realną szansę, wiedząc, że to słuszne i dobre, że na tym polega ludzka solidarność, czułość, wyobraźnia miłosierdzia…

Literatura

Barbaro, B. de (2004), *„Schizofrenia" jako klątwa.* W: A. Cechnicki, J. Bomba (red.), *Schizofrenia: różne konteksty – różne terapie* (t. 3, s. 57–66). Kraków: Biblioteka Psychiatrii Polskiej.

Barbaro, B. de (2008). *Jak powstaje tożsamość pacjenta psychiatrycznego.* W: P.K. Oleś, A. Batory (red.), *Tożsamość i jej przemiany a kultura* (s. 203–214). Lublin: Wydawnictwo KUL.

Borysewicz K. (2003). *Między tolerancją a dyskryminacją – stereotyp schizofrenii w polskich czasopismach opiniotwórczych.* „Postępy Psychiatrii i Neurologii", nr 12(4), s. 403–411.

Goffman, E. (2005). *Piętno: Rozważania o zranionej tożsamości*, przeł. A. Dzierżyńska, J. Tokarska-Bakir. Gdańsk: Gdańskie Wydawnictwo Psychologiczne.

Kępiński, A. (1974). *Schizofrenia* (wyd. 2.). Warszawa: Państwowy Zakład Wydawnictw Lekarskich.

Krzysztoń, J. (1979). *Obłęd*. Warszawa: Państwowy Instytut Wydawniczy.

Sęk, H., Steuden, S. (2016). *Psychologia schizofrenii*. W: L. Cierpiałkowska, H. Sęk (red.), *Psychologia kliniczna* (s. 555–573). Warszawa: Wydawnictwo Naukowe PWN.

Świtaj, P. (2005). *Piętno choroby psychicznej*. „Postępy Psychiatrii i Neurologii", nr 14(2), s. 137–144.

Wciórka, B., Wciórka, J. (2000). *Stereotyp i dystans choroby psychiczne i chorzy psychicznie w opinii społeczeństwa polskiego (1996 i 1999)*. „Postępy Psychiatrii i Neurologii", nr 9(3), s. 353–382.

Moje lekarstwa

Patrzę na swoją ślubną obrączkę.
Brakuje w niej oczka.
Obrączka jest ze złota, lśni i błyszczy.
Kiedyś zdobił ją diament.
Wypadł. Znikł.
Pozostawił po sobie brzydkie wgłębienie.
Przekręcam obrączkę dziurką w dół.
Jeszcze raz przyglądam jej się z góry.
Teraz trudno cokolwiek zauważyć.
Na serdecznym palcu wygląda jak wiele innych, przeciętnych obrączek ze złota.
Obrączka bez kamyka.

Przemyka mi przez głowę: za mąż wyszłam jakieś siedem lat temu, gwarancja na pewno się już skończyła.
Teraz mam trzydzieści trzy lata.
Oczywiście mogłabym się wysilić i postarać o wstawienie nowego oczka.
Ale od tygodni noszę ją po prostu taką.
Defektem do dołu.
W pewnym sensie pasuje do mnie taka, jaka jest – myślę z lekkim sarkazmem.

Przed siedmiu laty na moim weselu byłam olśniewająco piękna.
Promieniałam.
Śliczna panna młoda.
Miałam dwadzieścia sześć lat, byłam młoda, szczupła i piękna.
A nade wszystko – zdrowa.

Teraz mam defekt.
Mam usterkę, której nikt nie widzi, a którą może dostrzec jedynie ten, kto mi się dokładnie przyjrzy, kto mnie lepiej zna.
Na pierwszy rzut oka wydaję się normalna, jak wszyscy.
Trzeba sobie zadać trud, aby odkryć ten brak.

Kiedyś byłam wesoła, żywa, atrakcyjna, imprezowałam, chętnie trenowałam na siłowni i nigdy nie szłam wcześnie spać – przynajmniej nie TAK wcześnie.
Od dwóch lat biorę lekarstwo na schizofrenię.
Życie przewróciło mi się do góry nogami. Uboczne działania preparatu powodują stłumienie doznań, obojętność, zubożenie uczuciowe, niemożność koncentracji i zmęczenie.

Tabletka zapewnia mi swoistą ochronę w bardzo smutnych czy wręcz dołujących sytuacjach, bo wtedy uczucie przygnębienia ogarnia mnie z mniejszą siłą. Czuję się jak opakowana w watę. Przeżywam wszystko jak we śnie. Na szczęście tabletka osłabia także negatywne emocje.

Jednak z drugiej strony, okrojenie świata uczuć oznacza, że nie mogę w pełni korzystać z życia i rozkoszować się jego pięknem. Jeżeli dzisiaj zdarza się coś cudownego, to nie jest to już tak wspaniałe jak kiedyś.
Ten emocjonalny zastój niezmiernie mi doskwiera – do tego stopnia, że nie potrafię już tak dobrze jak kiedyś odczuwać samej siebie. To straszna udręka.

Nade wszystko jednak jestem zmęczona. Ciągle jestem tak baaaardzo zmęczona.

Ten, kto mnie zna jedynie powierzchownie, gotów pewnie pomyśleć, że jestem leniwa.
Przestałam chodzić na siłownię.
Tabletki powodują bezwład i ociężałość, dlatego bardzo utyłam. Ważę teraz ponad sto kilogramów.
Powinnam się ruszać, zrobić coś ze swoim ciałem, ale nie potrafię się do tego zmusić. Po prostu nie mogę wejść na wyższe obroty.
Poszedłbyś na siłownię krótko po zapaleniu dżointa? Nie? Okej, teraz pewnie mnie rozumiesz, bo to porównywalna sytuacja.

Właściwie jest już o wiele lepiej.
Kiedy dwa lata temu zaczęłam terapię, brałam cztery miligramy specyfiku dziennie. W międzyczasie udało się zredukować dawkę do półtora miligrama. Tyle że na razie muszę przy tym pozostać. Dopiero za pięć lat można ewentualnie spróbować zupełnie odstawić lekarstwo – tak twierdzi mój lekarz. Ale nie powinnam

zbytnio się łudzić, bo w większości przypadków schizofrenia jest chroniczna.
Nawet przy półtora miligrama ciągle się czuję ospała, ale i tak o całe niebo lepiej niż przy wyższej dawce.

Przed paroma miesiącami powiedziałam do mojego psychiatry: „Dłużej już nie wytrzymam. Wykańcza mnie to wieczne zmęczenie. Czy nie można czegoś z tym zrobić?".
Od tego czasu biorę rano dodatkowo antydepresant, który daje mi napęd i energię.
Środek przeciwko schizofrenii łykam zawsze wieczorem, gdyż wkrótce potem dosłownie padam na twarz. Kiedyś nie zasypiałam przed godziną dwudziestą trzecią albo i przed północą. Teraz biorę tabletkę około dwudziestej pierwszej i idę do łóżka zaraz po położeniu córki spać.
Mam poczucie, że ktoś okrada mnie z życia, że rabuje mój cenny czas. Przeminęły bezpowrotnie odprężające i piękne wieczory. Łykam tabletkę i z miejsca ogarnia mnie zmęczenie, muszę się położyć. Film o 22.15 nie wchodzi już w rachubę.
Następnego ranka znowu biorę antydepresant, aby nabrać rozpędu.
Jestem dwubiegunową apteką.

Choć jeszcze parę miesięcy temu, kiedy przyjmowałam wyższe dawki, było to nie do pomyślenia, teraz wychodzę od czasu do czasu z kilkoma przyjaciółkami do miasta na wieczornego drinka. Córką opiekuje

się wtedy mój mąż. Piję przeważnie bezalkoholowe koktajle. Przedtem chętnie sobie pozwalałam na coś mocniejszego. Ale połączenie alkoholu z moim lekarstwem nie jest dobre. Działa od razu i daje większego kopa niż u normalnych ludzi.
Czasem jest mi to obojętne i mimo wszystko coś wypiję, ale nie wolno mi przesadzić. Ciągle muszę mieć gdzieś tam z tyłu głowy, że mi to nie służy.
W takich przypadkach łykam tabletkę po prostu później, na krótko przed snem.
Nie powinnam jednak brać jej zbyt późno, gdyż następnego ranka czuję się jeszcze bardziej zmęczona. Zresztą lekarstwo powoduje, że i tak nigdy wystarczająco się nie wysypiam – bez względu na to, jak długo śpię.

Od początku choroby nie byłam na żadnej imprezie czy potańcówce. To nie do pomyślenia, żebym wytrzymała bez snu do północy. Wieczorną tabletkę MUSZĘ po prostu zażyć. Nie wolno mi tego zaniedbać. Bez lekarstwa mogą mnie dopaść koszmary.

Pomimo wszystko jest już lepiej.
Przynajmniej mogę wieczorami wyjść z domu. Przy czterech albo trzech miligramach byłoby to nierealne. Ale nie może być jeszcze mowy o imprezie z prawdziwego zdarzenia.

Krótko przed drugimi urodzinami mojej córeczki byłam na weselu dawnej koleżanki z pracy.

Mąż i dziecko zostali w domu. Mąż zamknął drzwi od wewnątrz i zapomniał wyjąć klucz. Spał tak mocno, że po moim powrocie do domu nie słyszał dzwonka. Dzwoniłam i dzwoniłam, ale on po prostu tego nie słyszał.

Próbowałam go obudzić przez komórkę, lecz i to nie poskutkowało.

Mimo późnej pory pojechałam więc do moich rodziców i tam przenocowałam. Tym razem nie wzięłam wieczornej tabletki, bo została przecież w domu, a tam nie mogłam się dostać.

Po przebudzeniu czułam się niesamowicie dobrze i tak wypoczęta jak rzadko. To było jednak wredne uczucie, bo zaraz sobie pomyślałam, jak MOGŁOBY wyglądać moje życie, gdyby wszystko toczyło się normalnym trybem i nie byłabym skazana na tabletki.

W pewnym sensie potrafię zrozumieć ludzi, którzy odstawiają lekarstwa, bo nie mają już ochoty czuć się na okrągło tak okropnie.

Kiedy nazajutrz wróciłam do domu, od razu z rana nadrobiłam zaległość i połknęłam tabletkę. Jakbym dostała obuchem w głowę. Tego dnia byłam szczególnie padnięta.

Przypadek chciał, że akurat w ten dzień widziałam matkę mojego męża po raz ostatni przed jej śmiercią. Do dzisiaj mi przykro. Gdybym wiedziała, że już nigdy nie zobaczę jej żywej, zrezygnowałabym rano z tabletki. Jestem jednak zadowolona, że wtedy odwiedziłam teściową. A o mały włos zostałabym w domu, bo czułam się fatalnie.

Inna sytuacja.
W któryś weekend wybieramy się na rodzinny wypad i chcemy przenocować u krewnych.
Przed nami jakieś trzysta kilometrów drogi. W połowie podróży zdaję sobie sprawę, że zapomniałam zabrać lekarstwa. Jesteśmy już zbyt daleko, żeby zawrócić.
Po paru godzinach spędzonych z rodziną wracamy jednak do domu, abym mogła wieczorem wziąć tabletkę.
Takie sytuacje są bardzo przykre i denerwujące.

Moje życie niezmiernie się skomplikowało.
Już nic nie mogę zrobić spontanicznie.
Czuję się taka przyhamowana i ograniczona.
Wszystko trzeba zaplanować.
Stale muszę mieć przy sobie tabletki.
Bez nich nie mogłabym prowadzić normalnego życia.
Nie byłabym już do tego zdolna. Byłabym skołowana i miała koszmary.

Niektórzy ludzie sądzą, że pomóc może psychoterapia.
Wystarczy trochę pogadać i wszystko się ułoży. Ale to nie takie łatwe. W moim mózgu zachodzi proces chemiczny. O ile dobrze zrozumiałam, mój organizm produkuje zbyt dużo dopaminy.
Mózg nie potrafi jej przerobić.
Także w moim mózgu proces przemiany materii jest zakłócony.

U osób z tym defektem struktury mózgowe są całkowicie zmienione.
Jeśli źle się czuję, to nie jest jakaś tam „faza". To CHOROBA. Ta moja choroba nosi nazwę psychozy paranoidalnej.

Wielu ludzi nie rozumie, jak można być chorą, skoro sprawia się wrażenie zdrowej.
Niektórzy sądzą nawet, że chorób psychicznych w ogóle nie ma. Lecz osoby przebywające w zakładach psychiatrycznych nie symulują.

Jestem zadowolona, że w dzisiejszych czasach istnieją środki łagodzące objawy mojej choroby. Dawniej zrobiono by mi pewnie lobotomię. Czyli zoperowano by mózg i wszystko zniszczono. Po takiej lobotomii ludzie stawali się żywymi upiorami.
O lobotomii dowiedziałam się z filmu „Wyspa tajemnic".

A w średniowieczu pewnie by mnie zwyczajnie uśmiercono, uznano za opętaną przez diabła, za czarownicę czy coś w tym rodzaju.

Cieszę się, że dzisiejsza medycyna potrafi mojej chorobie zaradzić. Nienawidzę tabletek i zarazem je kocham. Wiem, że mi pomagają i że dzięki nim czuję się lepiej, mimo to odrzuca mnie od nich.

Lekarstwo sprawia, że choroby nie ma, po prostu nie ma. Ale działania uboczne powodują, że jestem

straszliwe wykończona. I czasem drżą mi palce. Od kiedy jednak doszedł poranny antydepresant, z psychiką jest o wiele lepiej. Ten środek to dla mnie wielka pomoc. A jednak czuję się jakoś dziwnie. Od dawna nie zaznałam już pełnej jasności umysłu. Niby w głowie wszystko jest w porządku, lecz czuję się zupełnie inaczej niż dawniej.
Oddałabym wiele, żeby móc w końcu odczuwać zwyczajnie, tak jak kiedyś! Bez obciążeń i NORMALNIE. Zatraciłam dawną niefrasobliwość. Myśli są klarowne, a mimo to wszystko dzieje się jak we śnie. Jakbym ciągle była przeziębiona. Albo źle spała. Jakbym była spowita w watę.

Strachy i rozterki

Jak już wspominałam, mam trzydzieści trzy lata, jestem mężatką i matką prawie trzyletniej córeczki. Zawsze piszę o niej w tej książce jako o „dziecku" albo „córce", ponieważ chcę chronić jej tożsamość, a nie mam ochoty wymyślać dla niej fikcyjnego imienia.
Miasto, w którym mieszkam, liczy około stu tysięcy mieszkańców i jest położone gdzieś w Niemczech, mniej więcej trzydzieści kilometrów od najbliższej metropolii.

Moje życie było wspaniałe. Jeszcze przed trzema laty stanowiłam okaz zdrowia.
Mam trzydzieści jeden lat, a moja córeczka – sześć miesięcy, gdy dopada mnie choroba. Podstępnie i znienacka.
Teraz moje życie dzieli się na to PRZEDTEM i na to POTEM – z tabletkami.
Mam wrażenie, że to, co dzieje się teraz, to moje drugie życie. Jakbym się stała nagle innym człowiekiem.
Niektórzy sądzą, że swoje spokojne usposobienie zawdzięczam córeczce, lecz tak naprawdę to skutek zażywania lekarstw.

Zanim zachorowałam, byłam pogodna i radosna. Męża, którego poślubiłam przed siedmiu laty, kochałam nade wszystko i byłam najszczęśliwszym człowiekiem pod słońcem. Miałam wspaniałą rodzinę i pracę, która sprawiała mi przyjemność. Chętnie też robiłam wypady do miasta w sporym gronie przyjaciół.

Do czasu urlopu macierzyńskiego pracowałam w perfumerii w dużym domu towarowym. Ponadto zajmowałam się profesjonalnym makijażem. Z powodzeniem brałam udział w konkursach wizażystów, udało mi się nawet zdobyć pierwsze miejsce i tytuł mistrzyni Niemiec. Tryskałam energią i radością życia. Zawodowo i prywatnie wszystko było w najlepszym porządku.
Cztery lata po ślubie przyszła na świat upragniona córeczka jako ukoronowanie naszej miłości. W tym czasie byliśmy ze sobą od ośmiu lat i czuliśmy się bardzo szczęśliwi.

Przez kilka miesięcy po urodzeniu dziecka wszystko zmierza w dobrym kierunku, lecz kiedy córeczka ma mniej więcej pół roku, po raz pierwszy trafiam do szpitala psychiatrycznego.

Co zdumiewające, dochodzi do tego akurat w najszczęśliwszym okresie mojego życia. Ludzie często uważają, że musi się wydarzyć coś strasznego, aby zachorować psychicznie.
A ja akurat nie mogłam czuć się lepiej niż wtedy.

Dziś na mój widok wiele osób pewnie myśli: „No tak, urodziła dziecko, więc nic dziwnego, że jest gruba". Lecz to wygląda zupełnie inaczej, niż się wydaje. Jestem z siebie bardzo dumna, że nie zaniedbałam się w czasie ciąży i zawsze zdrowo się odżywiałam.
Niedługo po porodzie odzyskałam dawną figurę. Szybko zrzuciłam jedenaście nadliczbowych kilogramów.

Kiedy oglądam swoje zdjęcia zrobione na krótko przed porodem, widzę siebie w świetnej formie. Jestem *happy*, promienieję i mam piękną sylwetkę.

Te fotografie wywołują smutek, bo przedstawiają zdrową osobę.
Zdrową psychicznie.
Wyglądam na nich na niesamowicie szczęśliwą.
Szczęśliwą i zdrową.

Raptem zauważam coś dziwnego: mimo że regularnie karmię dziecko piersią, z dnia na dzień, z tygodnia na tydzień tyję coraz bardziej.

Pomyślałam, że to niemożliwe. Czy to nie jest tak, że przy karmieniu się chudnie? Prawdopodobnie jestem jedyną kobietą na świecie, która w tym czasie przybiera na wadze. Kiedy karmi się piersią, nie należy stosować diet. Uważałam, że na uprawianie sportu też jest dla mnie jeszcze za wcześnie, gdyż podczas porodu doznałam pęknięcia krocza. A w dodatku byłam teraz całkowicie pochłonięta dzieckiem.

Nie zauważyłam, że dokuczały mi objawy niedoczynności tarczycy. To dlatego, pomimo karmienia, tyłam i tyłam. Byłam krańcowo wyczerpana. Myślałam, że to z powodu dziecka, więc nie poszłam do lekarza. W rzeczywistości prawdziwą przyczyną zmęczenia była źle funkcjonująca tarczyca.

Nie tylko ona była wtedy w złym stanie. Dolegało mi coś, co trudno opisać. Wzrastało we mnie poczucie niejasnego zagrożenia, miewałam nieokreślone lęki. Nie potrafię ująć w słowa, czego się bałam, ale w uczuciach, które mi towarzyszyły, czaiły się strach i panika. Nie potrafię również określić, KTO miałby na mnie czyhać, albo CO. Ale uczucie, że jestem obserwowana, po prostu we mnie było.

Kilka miesięcy po rozwiązaniu wróciłam do dawnego zajęcia i od czasu do czasu robiłam makijaż w pobliskim studiu fotograficznym. Pracowałam rzadko i tylko przez godzinę, córeczką opiekował się wtedy mój mąż. Nadchodziło akurat Boże Narodzenie i kilka kobiet chciało sobie zrobić okolicznościowe fotografie. Upiększam te zupełnie normalne twarze – nie jakieś tam modelki, tylko zwykłe kobiety, które pragną mieć prywatną sesję zdjęciową. Mogę się wtedy wyżyć kreatywnie i pozyskać świeży materiał do teczki z dokumentacją. Wszystkie pracujemy bez wynagrodzenia. Robimy TFP Shooting: Time for Prints. Klientki mają ekstra zdjęcia na święta, fotografka wstawia je na swoją stronę internetową, a ja uzupełniam nimi własne portfolio. W ten sposób każda z nas ma z tego jakąś korzyść.

Na czas urlopu wychowawczego oficjalnie zawiesiłam swoją działalność. Lecz kiełkowało we mnie dziwne przekonanie, że jeśli tylko wezmę w rękę pędzelek do pudru, popełnię wykroczenie. Przecież może się wydawać, że pracuję zarobkowo Skąd ktoś ma wiedzieć, że maluję kobiety tylko w ramach TFP Shootingu? Gdzieś tam w środku wzrastała niewzruszona pewność, że podpadłam albo skarbówce, albo izbie rzemieślniczej, albo jeszcze jakiemuś innemu urzędowi. Do tego nasilał się strach, że ktoś stale depcze mi po piętach.

Przy sesjach zrobiłam się nerwowa. Gdy nakładałam makijaż, często spoglądałam przez okno na ulicę. Ludzie przechodzący obok studia wydawali się bardzo podejrzani. A jeśli ktoś pojawił się po raz drugi w polu mojego widzenia, utwierdzałam się w przekonaniu, że coś się tu nie zgadza. I błyskawicznie dopadała mnie myśl: AHA!!!

Gdy jechałam samochodem, byłam pewna, że ktoś jedzie w ślad za mną. Dzisiaj nie umiałabym nawet dokładnie określić, jakie auto miało mnie wtedy prześladować. Przypuszczalnie za każdym razem był to inny samochód, lecz wówczas miałam w głowie tylko jedną myśl: jestem śledzona! Zatraciłam zdolność logicznego myślenia.

W marcu pewna znajoma poprosiła mnie o zrobienie jej makijażu do ślubu. W tym czasie moja córeczka miała około pół roku. Zgodziłam się, bo nie bardzo umiem odmawiać. Ale byłam w potężnej rozterce. Uznałam, że jeżeli wezmę od niej pieniądze, to popełnię przestępstwo. Przecież na czas opieki nad dzieckiem zrezygnowałam z działalności zawodowej i zarobków. Nie mogłam się opędzić od myśli, że za taką przysługę może mi grozić więzienie.

Martwiłam się do szaleństwa z powodu umówionego spotkania. Nie widziałam wyjścia z tej sytuacji. Z dzisiejszej perspektywy wiem, że żadnego problemu nie było! Lecz to właśnie choroba w mojej głowie dawała o sobie znać!
Zamiast po prostu wszystko odwołać i się wycofać, popadłam w dziwny stan strachu i paniki, byłam straszliwie nakręcona. Popędziłam do urzędu i zgłosiłam wznowienie działalności. Nieustannie jednak miałam wrażenie, że ktoś mi się przygląda, że ktoś się za mną skrada i mnie obserwuje.

Choć teraz wszystko było już oficjalnie w porządku i miałam prawo wystawić normalny rachunek za wykonaną pracę, strach nie ustępował. Bezustannie przemykały mi przez głowę słowa urzędniczki: „Ale żeby to było jasne – nie wolno pani pracować zawodowo w domu! Ma pani licencję tylko na usługi z dojazdem do klienta, W DOMU pracować nie wolno!". Znajomą musiałam jednak przyjąć u siebie, miałam przecież malutkie dziecko i po prostu nie można było tego zrobić inaczej. Byłam straszliwie zestresowana i znów mi się wydawało, że postępuję wbrew prawu, choć przecież mogłam wystawić legalny rachunek. A wszystko dlatego, że wszystko to działo się W DOMU, a tamta urzędniczka wyraźnie podkreślała, że to zabronione! Ogarnął mnie obłąkańczy strach. Przestałam logicznie myśleć, wydawało mi się, że chcę zrobić coś okropnie złego i mogę za to trafić do więzienia.

Panna młoda była cała w nerwach. Ja również, przy czym moje podniecenie oznaczało objaw choroby psychicznej, a tej nie byłam jeszcze świadoma. Do tego udzieliły mi się emocje klientki. Na szczęście nie drżały mi ręce i świetnie podołałam zadaniu. Lecz w moim wnętrzu szalała burza.

Nagle znajoma powiedziała: „Muszę do kogoś zadzwonić, potrzebuję tabletki od bólu głowy, nie wytrzymam dłużej!". Niestety, nie miałam nic takiego pod ręką. Zaczęła więc wszystkich obdzwaniać. Była bardzo zdeterminowana. W końcu obiecał przyjechać z pomocą jakiś kuzyn.

Dla mnie było to potwierdzenie najgorszych przypuszczeń. W głowie rozdzwonił mi się alarm: AHA, więc teraz przyjdzie tu ktoś z urzędu, żeby być świadkiem! Świadkiem tego, że pracuję w domu! Świadkiem tego, że robię coś zabronionego!

Raptem myśli biorą ostry zakręt i wpadam na następny szaleńczy pomysł:

A może to ktoś z urzędu do spraw nieletnich? Pracuję, chociaż mam malutkie dziecko, a oni pewnie chcą zobaczyć, jak u mnie jest, sprawdzić, czy mam czysto w mieszkaniu. W głowie wszystko mi się rozszalało.

Powiedziałam pannie młodej, że muszę skorzystać z toalety. Tak naprawdę wcale nie musiałam. W łazience pośpiesznie wrzuciłam jakieś ciuchy do pralki, włączyłam ją i zaczęłam ogarniać bałagan. Wtedy po raz pierwszy zachowałam się naprawdę osobliwie. Jak ktoś chory psychicznie.

Zadźwięczał dzwonek przy drzwiach wejściowych. Do domu wszedł kuzyn mojej znajomej. Tak się złożyło, że cały ubrany był na czarno, jak jakiś agent, istny „Man in Black". Zakotłowało mi się w głowie. Stał przede mną ze skrzyżowanymi ramionami, a mnie się wydawało, że spogląda bardzo nieżyczliwie.
Moja znajoma niespodziewanie wpadła w dobry nastrój i zawołała do kuzyna: „Chodź tu i zobacz, jak u niej pięknie! To raj, marzenie każdej dziewczyny! Prawdziwy salon kosmetyczny!".

Mężczyzna ruszył w stronę mojej pracowni, ale szybko go wyprzedziłam i zatrzasnęłam mu drzwi przed nosem. „Tu nie ma NIC do oglądania!" – powiedziałam z wściekłością i rzuciłam mu groźne spojrzenie. Moje dziwne zachowanie ich zaskoczyło; popatrzyli na siebie bezradnie. Na szczęście w samą porę zjawił się mój mąż z dzieckiem, odwrócił jakoś ich uwagę i całą sytuację załagodził. Kuzyn wyszedł, a ja wróciłam z panną młodą do pracowni i dokończyłam dzieła. Była bardzo zadowolona.

Kiedy chciała się pożegnać, serce biło mi jak oszalałe. Makijaż wyszedł wspaniale, a mimo to miałam wrażenie, że wszystko zrobiłam nie tak. Zachowałam się podle w stosunku do jej kuzyna, a poza tym nie opuszczało mnie wrażenie, że oto właśnie popełniłam przestępstwo.

Nie byłam w stanie kontrolować swoich myśli. Powiedziałam do dziewczyny: „Wiesz co? Darujmy sobie. Tak długo się znamy! Niech ten makijaż będzie moim prezentem ślubnym dla ciebie".

Wyszła uszczęśliwiona i wdzięczna.

I choć nie wzięłam zapłaty, uczucie strachu i paniki nie zniknęło. Pozostało też przemożne wrażenie, że jestem czemuś winna, że coś zrobiłam nie tak. W dalszym ciągu byłam przekonana, że ktoś na mnie czyha. Znowu przyszło mi do głowy, że to urząd do spraw nieletnich, choć przecież żadnego po temu powodu nie było.

Kilka dni później trafiłam na oddział psychiatryczny.

Blackout

Przypominam sobie dokładnie ten dzień, w którym trafiłam na psychiatrię. To było najwyżej dwa dni po tym, jak malowałam znajomą do ślubu. Byłam w domu i przygotowywałam posiłek dla dziecka.

I nagle ZUPEŁNIE straciłam wątek!
Doznałam BLACKOUTU!
Stałam w kuchni i po prostu przestałam jasno myśleć.
Czułam się jak sparaliżowana.
Nie mogłam się skupić.
Nie wiedziałam, co powinnam zrobić ani jaki krok wykonać.
Byłam jak skamieniała, zupełnie zdezorientowana.

Zadzwoniłam do męża, żeby natychmiast przyjechał z pracy do domu. Zjawił się od razu i zaproponował, żebyśmy wyszli na świeże powietrze. Poszliśmy na spacer razem z dzieckiem. Ni stąd, ni zowąd zaczęłam coś pleść od rzeczy, bez ładu i składu.

Od dwunastego roku życia mam korespondencyjną przyjaciółkę. Do dzisiaj wymieniamy długie, odręcznie pisane listy. Wcześniej wiele jej opowiadałam o moich rozmaitych przygodach, z czasów wczesnej młodości, z narkotykami.

Wiedziała ode mnie, jak to jest brać ecstasy i jak się czułam po jednorazowym doświadczeniu z LSD. Jako dwudziestolatka imprezowałam do upadłego. Prochy brałam *just for fun*. Na szczęście ten rozdział mojego życia zamknęłam już dawno temu. Stare dzieje. Chciałabym jednak podkreślić, że moi rodzice bardzo się starali. Miałam szczęśliwe dzieciństwo. To wyłącznie moja wina, że wdepnęłam w narkotyki. Podświadomie musiałam mieć chyba wyrzuty sumienia, skoro pisałam o tym wszystkim przyjaciółce. A teraz na spacerze z mężem dopadły mnie nagle przywidzenia.

Powiedziałam mu, że ta dziewczyna trafiła do więzienia. Ponoć była u niej w domu rewizja, wszystkie moje listy znaleziono i skonfiskowano. Teraz przyjdą po mnie i też mnie aresztują.
Trudno mi sobie przypomnieć, co jeszcze wygadywałam, ale cała rozmowa przebiegała w podobny sposób. Plotłam bzdury kompletnie nietrzymające się kupy.

„Powiedz, proszę, rodzicom, że ich kocham" – prosiłam męża „i powiedz mojej siostrze, że ją kocham". Byłam przekonana, że jedną nogą jestem już w więzieniu. Zżerały mnie nerwy i niewzruszona pewność, że nigdy już nie zobaczę swojej rodziny!

Nagle poczułam się jakoś dziwnie. „Chyba mnie otruli. Przecież ostatnio tak często zamawialiśmy jedzenie do domu, chyba coś do niego dodali. Na pewno. Oni chcą mnie załatwić! Oni chcą mnie otruć!".

Kim mieli być „oni", nie wiedziałam.

Po powrocie do domu spojrzałam w lustro i rozkazałam mężowi: „Spójrz mi w oczy! Oni mnie otruli!".

Miałam bardzo rozszerzone źrenice.

„Nie mogę karmić dzisiaj naszego dziecka! Otruję je własnym mlekiem!".

Bredziłam jak w malignie. Mąż był na skraju wytrzymałości.

Tego wieczora odmówiłam karmienia piersią. Dziecko dostało sok z banana, bo tylko to było w domu. Poszliśmy spać, mój bezradny i zdruzgotany mąż ściskał mnie za rękę. Tak strasznie się bałam! Zajrzałam mu w oczy i spytałam: „Zostaniesz przy mnie? Cokolwiek się stanie?".

„Zostanę" – powiedział i nie puścił mojej ręki przez całą noc.

Nie rozumieliśmy jeszcze, że jestem chora psychicznie. Chyba nie chcieliśmy tego po prostu przyjąć do wiadomości. Nie potrafiliśmy wyjaśnić sobie mojego szokującego zachowania i mieliśmy nadzieję, że powodem jest spirala dopochwowa, którą założono mi przed tygodniem. Następnego dnia poszliśmy więc do mojej pani ginekolog i poprosiłam, żeby mi ją usunęła. No cóż, kilkaset euro wyrzucone w błoto.

Powiedziałam do lekarki: „Proszę mi pobrać krew! Chyba mnie otruto". Nie spełniła mojej prośby. Zaleciła pobyt w szpitalu psychiatrycznym. W tym akurat nie widziałam żadnego zagrożenia. Bywałam tam w odwiedzinach u kogoś z rodziny. Czyli znałam już to miejsce.
Zgodziliśmy się. Ciekawe, co by się zdarzyło, gdybym odmówiła. Czy pani doktor skierowałaby mnie na przymusowe leczenie? Nie wiem. Ale na pewno zauważyła, że coś było ze mną zdecydowanie nie w porządku.

Po wizycie u pani ginekolog wstąpiliśmy na krótko do domu po parę niezbędnych rzeczy, po czym ruszyliśmy w drogę. Moja córka miała sześć miesięcy. Nagle jej mama z dnia na dzień zniknęła. Mąż przestał pracować. Musiał robić zakupy i sam decydować, jakie wybrać dla małej mleko. Dotychczas karmiłam ją wyłącznie piersią, właśnie zaczynaliśmy podawać pierwsze papki.

Musiał całymi tygodniami sam sobie radzić ze wszystkim. I robił to naprawdę wspaniale. Z pewnością nie było to dla niego łatwe. Był zdruzgotany. Nie rozumieliśmy, co się ze mną stało. Zachowywałam się jak pijana, a przecież pijana nie byłam.

Moja córeczka była jeszcze za maleńka, aby zauważyć dziwne zmiany w moim zachowaniu – na przykład niepokój, że jestem stale obserwowana.

Gdy kilka miesięcy później byłam znowu u mojej ginekolog, powitała mnie pytaniem: „Jak się pani czuje?". Potem szepnęła mi do ucha: „Mogliśmy panią skierować przymusowo na leczenie". Użyła słowa „przymusowo". Ale tu nie było żadnego przymusu, ja zdecydowałam się przecież na to z własnej woli.

Psychiatria I

Na psychiatrii w dalszym ciągu miałam zwidy. Nie docierało do mnie, że jestem w klinice. Czasem mi się zdawało, że przebywam na statku w jednej kabinie z jakimś pasażerem, a wokół mnie faluje morze. Leżąc w łóżku, wyraźnie odczuwałam kołysanie.
Kiedy indziej sądziłam, że trafiłam do więzienia. Podczas pierwszych rozmów z psychologiem ani trochę mu nie wierzyłam. To na pewno policjant i chce mnie przesłuchać.
Początkowo byłam więc spłoszona i onieśmielona. Nie rozumiałam, co się wokół dzieje. Miałam mętlik w głowie.

Do pokoju weszła pielęgniarka i dała mi tabletkę na uspokojenie i na sen. Kiedy włożyłam ją pod język, pielęgniarka wyszła. Raptem w ustach poczułam gorzki, wręcz odrażający smak. Zupełnie jak ecstasy! Wpadłam w panikę! Gdzieś tam w trzewiach spiętrzyła się fala obłędnego strachu: chcą mnie odurzyć narkotykami! A potem zawiadomią władze i odbiorą mi dziecko! To jedna wielka zmowa przeciwko mnie!

Chwyciłam pudełko z kremem, które stało obok na nocnym stoliku, i wyplułam do niego tabletkę. „Jutro oddam ją do analizy" – przemknęło mi przez głowę. „I doniosę na nich wszystkich. Muszę tylko zaczekać, aż siostra skończy nocną zmianę. Jutro znajdę kogoś, komu będę się mogła zwierzyć". Powoli ogarniał mnie sen….

Następnego ranka poczłapałam wściekła do recepcji. Siedziała tam inna pielęgniarka. Rąbnęłam pudełkiem z kremem o ladę: „Żądam, aby to zostało zbadane. Wczoraj wieczorem próbowano mnie otruć" – powiedziałam, kipiąc ze złości.
Siostra wzięła słoiczek do ręki i go otworzyła. Na białym kremie leżała na wpół rozpuszczona tabletka. Pielęgniarka powiedziała, że nigdzie tego nie wyśle, ale starała się mnie uspokoić. To zezłościło mnie jeszcze bardziej i zrobiłam piekielną awanturę.
Wokół stało kilku pacjentów, śmiali się ze mnie. Rozsierdzona poczłapałam do swojego pokoju, gdzie z wściekłości się rozpłakałam. Czułam się przez wszystkich opuszczona. Nikt nie chciał mi pomóc. A przecież szykował się przeciwko mnie potężny spisek!
W hollywoodzkim filmie zjawiłaby się pewnie pielęgniarka ze strzykawką w ręku. Dałaby mi zastrzyk na uspokojenie, może przywiązałaby mnie do łóżka albo zrobiła coś w tym rodzaju. Nic takiego się nie wydarzyło. Nikogo na oddziale absolutnie nie interesowało, że byłam wściekła i rozrabiałam. Zostawili mnie samą sobie i czekali, aż mi przejdzie. Ale powiadomili mojego

męża i ten przyjechał od razu. Przekonywał mnie łagodnym tonem i wyjaśniał, że wczoraj dostałam jedynie tabletkę na sen. Powoli zaczynałam mu wierzyć.
W tym czasie mąż stale był przy mnie. Odwiedzał mnie każdego dnia. Kupował mi kakao, herbatniki i wszystko, czego zapragnęłam. Wzruszała mnie jego troska. Pojmuję, jak wielkie mam szczęście.

Do niektórych pacjentów rzadko kto zagląda. Może nie mają bliskich, może są zupełnie samotni. Pobyt w klinice psychiatrycznej często wydaje się osobom bliskim krępujący. Moi rodzice odwiedzają mnie bardzo często, ojciec przychodzi nawet codziennie.

Na psychiatrii jest zupełnie inaczej, niż się na ogół sądzi. Oczywiście nie brak tu oszołomów i narwańców, to jasne. Ale spotkałam też sporo miłych ludzi. Sympatycznych i uprzejmych. Nawiązuję tam nawet coś w rodzaju przyjaźni.
To zawsze jednak zależy od tego, na którym oddziale się przebywa. Ja akurat trafiam tam, gdzie są ci „normalniejsi" – przynajmniej tak mi się wydaje. Istnieją oddziały, gdzie podejście personelu jest zupełnie inne, ale też ludzie mają tam krańcowo inne problemy niż moje.

Kiedy po raz pierwszy szłam na rozmowę z psychologiem, bałam się i byłam bardzo niepewna. Zwykle nie obawiałam się takich spotkań, ale teraz strach wynikał z choroby.

Na kilka miesięcy przed urodzeniem córki zdecydowałam się na terapię psychologiczną i co tydzień miałam sesję ze specjalistką. Zaczęłam przepracowywać z nią kilka wątków z przeszłości. Terapia spowodowała, że wyszły na jaw pierwsze objawy zaburzeń psychicznych, ale te nie były jeszcze groźne. W czasie ciąży poszłam na zwolnienie lekarskie z powodu łożyska przodującego. Wciąż się obawiałam, że zjawi się ktoś z pracy, żeby sprawdzić, czy jestem naprawdę chora albo czym się właśnie zajmuję. Musiałam wtedy dużo leżeć, mniej stać i raczej nie chodzić. Miałam wrażenie, że ktoś stale ma mnie na oku, żeby stwierdzić, czy faktycznie wypoczywam i czy przypadkiem nie oszukuję. Im bliżej było do terminu rozwiązania, tym szybciej strachy ustępowały. Na szczęście Wielki Blackout nastąpił dopiero sześć miesięcy po urodzeniu dziecka.

Gdy weszłam do pokoju psychologa, zobaczyłam tam dziewczynę, młodą praktykantkę. Miała w ręku notes i zapisywała wszystko, o czym rozmawialiśmy. Bardzo mnie to deprymowało. W czasie poprzedniej terapii nie doświadczyłam czegoś takiego. Zwróciłam się więc do psychologa: „Nie wiem, co tutaj odchodzi, ale PAN na pewno nie jest psychologiem! Nie dam się wpuścić w kanał!".
Psycholog zachował spokój: „Okej, dobrze. Kim w takim razie jestem?".
„Tego nie wiem" – skrzyżowałam ramiona – „ale psychologiem na pewno nie!".
Tak wyglądał początek naszej pierwszej rozmowy.

Ciągle jeszcze byłam przekonana, że siedzę w więzieniu, a on jest policjantem. A może dziennikarzem. W każdym razie jedno z dwojga.
W klinice zaczęłam brać lekarstwo przeciwko schizofrenii i z dnia na dzień było coraz lepiej. Powoli rozplątywały się myśli, mijały koszmary. Dotarło do mnie, że nie jestem ani w więzieniu, ani na pełnym morzu. Jestem na psychiatrii.

Pewnego dnia zawieziono mnie do szpitala na rezonans magnetyczny. Trzeba było wykluczyć guza mózgu, bo ciągle jeszcze zachowywałam się dziwnie, jakbym była pijana. Bardzo się denerwowałam, kiedy wsuwano mnie do tej rury. Nie chciałam przyjąć do wiadomości, że jestem chora psychicznie i myślałam: na pewno mam guza mózgu. To by wszystko tłumaczyło. I na pewno umrę. Bałam się STRASZLIWIE!
Okazało się jednak, że guza nie mam.

W klinice rozpoznano u mnie długo nieleczoną niedoczynność tarczycy. Diagnoza psychiatryczna brzmiała teraz: „organiczne, urojeniowe zaburzenia o cechach schizofrenicznych". Wytłumaczono mi, że miewałam objawy obłąkania, ponieważ jeden z moich organów jest chory i nie był leczony.
Zaczęłam brać tabletki na tarczycę i od razu poczułam się lepiej.
Dostawałam 100 mg dziennie. Wciąż sobie wmawiałam, że nie jestem chora psychicznie, że to wszystko

z powodu tarczycy. Byłam przekonana, że kiedy dawkowanie się unormuje, wszystko będzie jak przedtem.

Na psychiatrii NIESAMOWICIE brakowało mi mojej córeczki. Co może być okropniejszego dla świeżo upieczonej mamy niż rozłąka z dzieckiem?

Gdy trafiłam do kliniki, moja malutka z dnia na dzień została odstawiona od piersi, a ja zniknęłam na cztery tygodnie. Często zadaję sobie pytanie, co to wtedy dla niej znaczyło? Na szczęście jej tatuś był przy niej cały czas i obdarzał ją troskliwą miłością.
Także z tego powodu bardzo się ze sobą związali. Nasze dziecko to prawdziwa córeczka tatusia. Bardzo kocha swojego ojca.

Kiedy po czterech tygodniach wróciłam do domu, córeczka nie wykazywała żadnych zmian ani nieprawidłowości w zachowaniu. Była taka sama jak przedtem.

Dzięki lekarstwu na schizofrenię opuściłam klinikę z całkowicie uporządkowaną głową. Znowu byłam zupełnie normalnym człowiekiem.

Naszym znajomym i krewnym przedstawiliśmy jako oficjalną przyczynę mojego pobytu w klinice leczenie rzekomej depresji. Depresji poporodowej.
Co za bzdura!
Nie jestem depresyjna.

Właściwie to jestem bardzo radosnym i pozytywnie nastawionym do życia człowiekiem.
A przynajmniej byłam nim wcześniej, przed tabletkami.

To łgarstwo pasuje jednak do mojego zewnętrznego obrazu. Ponieważ po tabletkach czuję się bardzo zmęczona, sprawiam być może wrażenie lekko depresyjnej. Wszystko się niby zgadza. Nie jestem teraz tak pogodna jak kiedyś. Ani tak aktywna. Nie mam już wielkiej ochoty na rozmaite przedsięwzięcia czy zabawy. Stałam się o wiele spokojniejsza. Teoretycznie mogłabym mieć depresję. I tak na dobrą sprawę mam ją w jakimś stopniu na skutek ustawicznego łykania tabletek.

Oglądając się za siebie, muszę stwierdzić, że przebywanie na oddziale psychiatrycznym bardzo dobrze mi zrobiło. Uzyskałam pomoc, a o lekarzach i personelu nie mogę powiedzieć złego słowa. Wszyscy byli bardzo życzliwi, kompetentni i mili.
Chodziłam na terapię ruchową, muzyczną, zajęciową i artystyczną. Mieliśmy nawet kontakt z lamami i mogliśmy z nimi spacerować. Szczególnie podobały mi się terapie artystyczna i zajęciowa.
Do każdego człowieka podchodzono indywidualnie. Nie trzeba się bać szpitala psychiatrycznego. Może bardzo pomóc.

Remisja

Gdy wróciłam do domu, z pomocą od razu pośpieszyła moja siostra. Ona i jej mąż byli dla mnie wielkim wsparciem, odwiedzali mnie w każdy weekend, spędzali ze mną sporo czasu i towarzyszyli na spacerach. Przyjaciółki też okazały się niezawodne, pomagały mi i zabierały czasem na przechadzki. Wieczorami łykałam tabletkę, a potem już byłam do niczego. To oczywiście mało komfortowa sytuacja przy malutkim dziecku. Mąż przejął nocne obowiązki i wstawał o każdej porze, chociaż następnego dnia musiał pracować. Teściowie też się zaangażowali w miarę możliwości. Mąż i i jego ojciec prowadzą wspólną działalność. Teść wziął na siebie dodatkowe obowiązki, aby mój mąż mógł się poświęcić opiece nade mną i naszym dzieckiem. W weekendy, kiedy pracował, troszczyła się o mnie siostra. Mój ojciec też pomagał. Co kilka dni kupował nowe puzzle i układaliśmy je wspólnie w ramach terapii i relaksu.

Ponieważ początkowo przyjmowałam spore dawki lekarstwa, byłam bardzo ospała i zmęczona.
Ale głowa pracowała normalnie i mogłam wzorowo zajmować się dzieckiem. Niestety, wciąż żyłam w przeświadczeniu, że ta dziwna, przejściowa faza

spowodowana jest niedoczynnością tarczycy. Chociaż diagnoza wskazywała na „organiczne, urojeniowe zaburzenia", uważałam, że dopóki biorę leki hormonalne na tarczycę, nic złego zdarzyć się nie może.

Kilka miesięcy później, wbrew zaleceniom psychiatry, po prostu odstawiłam środek na schizofrenię... Moje dziecko miało wtedy około roku.

Z początku wszystko było dobrze. Przeżyłam WSPANIAŁE lato. Jedyne lato, które mogłam spędzić z córką w pełni świadomie, na trzeźwo. Czyli bez tabletek.
Chodzę na basen albo jadę nad Jezioro Bodeńskie.
Cieszę się każdą chwilą spędzoną z dzieckiem.
Mam JASNY UMYSŁ, jestem zdrowa.
Czuję się zdrowa.
Tryskam energią.
Odwiedzam nawet czasem siłownię, jeżeli mój ojciec może akurat zaopiekować się dzieckiem.
Cieszę się niesamowicie, że wkrótce znowu zacznę pracować.
Mój dwuletni urlop wychowawczy powoli dobiega końca.
Wszystko znowu jest normalnie.
Mąż jest szczęśliwy, że dobrze się czuję.
Muszę jedynie brać tabletki na tarczycę, ale to pół biedy.
Ciągle jednak nie dociera do nas, że jestem poważnie chora psychicznie i pilnie potrzebuję tabletek na schizofrenię.

Jedynie mój psychiatra dostrzega powagę sytuacji. Bez tabletek może wydarzyć się nieszczęście.
Czeka mnie wizyta u psychologa i u psychiatry. Psycholog rozmawia z pacjentem, psychiatra ordynuje leki. Przedtem nie potrafiłam odróżnić psychologa od psychiatry.

Psychiatra nie był specjalnie zachwycony, że samowolnie odstawiłam lek.
Wyznaczył mi kilka następnych wizyt, aby się przekonać, jak się będę czuła. Przewidywał, że wkrótce będę potrzebowała pomocy, i niestety miał rację. Krótko przed Bożym Narodzeniem znowu poczułam się bardzo źle. Dostałam nawet halucynacji. Stale ukazywali mi się dwaj dawni nauczyciele z odległego okresu mojego życia, z innego miasta. W rzeczywistości wcale ich u nas nie było.
Moja córka miała wtedy rok i kilka miesięcy.

Nadeszło Boże Narodzenie i zrobiło się naprawdę fatalnie. Przy świątecznym stole plotłam trzy po trzy, byłam zupełnie skołowana. Zepsułam całą uroczystość. To ostatnie święta, jakie mi było dane spędzić z teściową. Chorowała na raka i kilka miesięcy później zmarła.

Opętały mnie kolejne przywidzenia. Doznałam nagle niezbitej pewności, że ludzie mogą czytać w moich myślach. To było niesamowite uczucie – przekonanie, że ktoś jest w stanie zajrzeć ci do głowy. Wydawało mi się, że wszyscy wiedzą, jakie dowcipy przechowuję w telefonie i co, do kogo i kiedy pisałam; że moja głowa jest przezroczysta i każdy wie, o czym myślę. I nie było to tylko wrażenie, to była pewność! Gnębiło mnie to bardzo. Z perspektywy czasu mam naprawdę wielkie wyrzuty sumienia z powodu tych okropnych świątecznych dni.

Sądziliśmy z mężem, że poradzimy sobie bez pomocy kliniki. Muszę tylko wrócić do tabletek na schizofrenię i wszystko się ułoży. Ponieważ mój psychiatra był na świątecznym urlopie, po receptę pojechaliśmy do szpitala. Niestety, na lekarstwo było już za późno! Pomyliliśmy się! I wkrótce doszło do groźnego incydentu. Na szczęście mąż z córeczką przebywali wtedy w domu. Nigdy nie zostawiał mnie z nią w tym czasie samą.

Mieszkamy na ostatnim piętrze wielorodzinnego domu, który blisko sąsiaduje z innym blokiem mieszkalnym. Rogi obu budynków bez mała się stykają. Nasz taras biegnie prawie przez całą długość frontowej ściany. I pewnego dnia, ni z tego, ni z owego, dałam z tego tarasu susa! Nie potrafię wytłumaczyć, dlaczego to zrobiłam. W tamtym momencie byłam jak zdalnie sterowana zabawka. Teraz umiem sobie dokładnie przypomnieć, co w tamtej chwili robiłam, ale wtedy nie kontrolowałam swojego zachowania zupełnie! Nie zdawałam sobie sprawy ani z tego, CO robię, ani z tego, CO mówię.

To było tak, jakby ktoś inny wszedł we mnie i decydował, co mam robić. Nawiasem mówiąc, byłam wtedy zupełnie trzeźwa.
Mój mąż, stojąc z drugiej strony tarasu, widzi, jak biegnę w odwrotnym kierunku i przeskakuję na balkon sąsiedniego domu! To przecież piąte piętro! Mogłam spaść i się zabić! Drzwi od tamtego balkonu były otwarte. Wbiegłam do obcego mieszkania, tak po prostu. Wciąż jeszcze byłam posłuszna kierującej mną sile i niezdolna do jakiegokolwiek przeciwstawienia się jej. Lokatorem mieszkania naprzeciwko był leciwy pan po dziewięćdziesiątce. Kiedy zjawiłam się w jego mieszkaniu, siedział najzwyczajniej w świecie przy stole i coś jadł. Przysiadłam się do niego i go zagadnęłam. Jest tak wiekowy, że nawet go to nie zszokowało. Nie pytał, skąd się tak nagle wzięłam ani kim jestem. Po prostu siedział, jadł i rozmawiał ze mną.
Opowiadałam niestworzone bzdury. Nie przypominam sobie, jakie. Dostałam chyba ataku paniki, bo przeraźliwie się bałam. Czego konkretnie, trudno dziś powiedzieć.

To przerażające uczucie. Na pewno nie wywołał go mąż, zawsze był przecież dla mnie dobry. On jest najlepszym mężem na świecie. Nie miałam powodu do paniki. Zawiniła choroba.

Zapytałam staruszka, jak można wyjść z mieszkania. Wskazał palcem na drzwi. W pośpiechu stamtąd wybiegłam i zjechałam windą na dół. Tam otworzył mi inny sąsiad, który właśnie wracał z rowerowej przejażdżki. Usunął się trochę na bok, żeby szerzej otworzyć drzwi i na moment się odwrócił. Wtedy ja błyskawicznie wsiadłam na jego rower i po prostu zwiałam. Ukradłam mu go dosłownie na jego oczach! Dokąd goniłam, nie wiem. Napędzały mnie strach i panika. Gnałam, jakbym miała za plecami chmarę prześladowców. Na którymś skrzyżowaniu wymusiłam pierwszeństwo i o mały włos nie wpadłam pod samochód. Jechałam bez celu po znanym mi mieście, zdezorientowana, roztrzęsiona i napędzana strachem. W dodatku okropnie wyglądałam. Normalnie nie ważyłabym się tak wyjść nawet za próg – byłam nieumalowana, z włosami związanymi w warkocz. Miałam na sobie bożonarodzeniowy sweter, spodnie od dresu i przeraźliwie zielone papucie. W końcu, sama nie wiem dlaczego, pojechałam na policję. Weszłam na posterunek razem z rowerem. Wyjaśniłam, że właśnie go ukradłam, a potem bez ładu i składu coś jeszcze opowiadałam. Jakbym była pijana. Wróciłam do szpitala.

Psychiatria II

Krótko po Bożym Narodzeniu jestem znowu w klinice. Tylko dlatego, że odstawiłam lekarstwo. Nie stałoby się to wszystko, gdybym posłuchała lekarza. Ale kto PO RAZ PIERWSZY ma do czynienia z chorobą duszy, nie rozumie jeszcze, że tabletki są naprawdę konieczne. I to do końca życia.
Córka ma w tym czasie półtora roku. I znowu mój mąż musi się wszystkim zajmować i o wszystko troszczyć. I znowu nie będzie mnie przez cztery tygodnie.

W szpitalu nawiedzają mnie kolejne koszmary. Na krótko zanim tam trafiłam, ponownie byłam u ginekologa i kazałam założyć sobie nową spiralę, tym razem miedzianą, bez HORMONÓW, gdyż w międzyczasie zaczęłam się ich obawiać. A teraz ubzdurałam sobie, że lekarka wcale nie założyła mi wkładki, tylko ukradkiem mnie zapłodniła…
Czuję się, jakbym była jak w ciąży, a przecież wcale nie jestem.
Znowu spiskują przeciwko mnie. Zapłodniono mnie bez mojej wiedzy. Urodzę nie moje, lecz jakieś obce mi genetycznie dziecko. Jestem tylko ludzką kurą nioską. Takie mam pokraczne myśli.

W klinice zaczynam znowu przyjmować lekarstwo. W głowie się przejaśnia i powoli do mnie dociera, że wcale nie oczekuję dziecka, lecz jestem chora psychicznie!

Tym razem diagnoza brzmi „psychoza paranoidalna". Pewna bliska mi krewna cierpi na tę samą chorobę. Prawdopodobnie jest to dziedziczne.

W klinice muszę pozostać jakieś cztery tygodnie. Po powrocie do domu piszę list do swojego pracodawcy. Moja córka ma półtora roku, za sześć miesięcy musiałabym znowu podjąć pracę. To absolutnie nie wchodzi w rachubę! Proszę o przedłużenie urlopu wychowawczego do trzech lat. Na szczęście udaje się to bez trudności. Rzecz jasna, nie podaję powodu zmiany decyzji.

Wcześniej, zanim po raz drugi trafiłam na psychiatrię, bardzo się cieszyłam z możliwości powrotu do pracy. Teraz trudno mi sobie wyobrazić, jak miałabym pogodzić lekarstwo z wykonywaniem zawodu. Po wypisaniu z kliniki dawka jest jeszcze tak wysoka, że nie wolno mi siadać za kierownicę. Przed urlopem wychowawczym dojeżdżałam do pracy codziennie godzinę w jedną stronę i tyle samo z powrotem. A teraz nie mogę prowadzić samochodu. Pojęcia nie mam, jak w przyszłości rozwiążę ten problem.

Od kiedy znowu wróciłam ze szpitala, mój stan poprawia się z miesiąca na miesiąc. Wróciła jasność myślenia, zniknęły koszmary, nie pojawiło się już więcej upiorne widmo dawnych nauczycieli.

Niestety, z powodu lekarstwa tyję coraz bardziej. Brzuch jest wydęty jak u ciężarnej. Stale padają pytania, czy znowu spodziewam się dziecka. Strasznie mnie to wkurza. Mimo to wolę być gruba niż chora psychicznie. Jestem gruba – no i co z tego? Ważę sto trzynaście kilogramów. To o wiele więcej niż przed urodzeniem córki! Tyle że teraz nie mam dziecka w brzuchu!

Pojęłam wreszcie, jak bardzo jestem zdana na lekarstwo. Nigdy więcej nie odstawię go ot tak. Przyjmuję je sumiennie każdego dnia. Jednak rzutuje to bardzo na jakość życia. Kto tego nie doświadczył, nie ma pojęcia, jak to jest. Z dnia na dzień skończyło się prowadzenie auta, teraz mój mąż musi mnie wszędzie zawozić i przywozić. To dla niego wielkie obciążenie. Mimo to w miarę możliwości bardzo mnie wspiera. Znów przejął nocną zmianę przy dziecku, wstaje i troszczy się o naszą córeczkę, chociaż następnego ranka idzie do pracy. To najlepszy mąż na świecie. Czasem pytam sama siebie, skąd on bierze siły na to wszystko? Zastanawiam się też, co robią samotne matki w takiej sytuacji jak moja. To niewyobrażalne! Moim zdaniem tego się po prostu nie da zrobić!

Moi krewni

Moja psychicznie chora krewna często bywała na psychiatrii. Ma około sześćdziesiątki i od przeszło dekady zmaga się z dolegliwościami. W ciągu tych dziesięciu lat cały czas miałam świadomość jej problemów. Być może zaczęły się one o wiele wcześniej. Na szczęście jest przy niej kochający mąż, który ją wspiera.

Zawsze sądziłam, że miewała zwykłe depresje, ale dopiero kiedy doświadczyłam tego samego na własnej skórze, wiem, że cierpiała na psychozy, miała zwidy i urojenia. Przez pewien czas wmawiała sobie, że niektóre metale promieniują i szkodzą jej zdrowiu. Goście, którzy nas odwiedzali, musieli zdejmować okulary, gdyż była przekonana, że metalowe oprawki ją naświetlą.

Wiedziałam także, że co jakiś czas odstawiała tabletki i z tego powodu często trafiała do kliniki. To było jakieś diabelskie koło. Myślałam, że cierpiała na zespół maniakalno-depresyjny, lecz były to tylko maniakalne fazy na skutek nieprzyjmowania leków.

Stawała się wtedy bardzo podniecona, dziwaczna i trochę jak podchmielona albo coś w tym rodzaju. Przy tym równo okłamywała wszystkich wkoło, że bierze leki. Potem zwykle następowała psychoza, a po niej – jak wszyscy sądziliśmy – depresja. A ona po prosto znowu zaczynała brać lekarstwo. Rzecz jasna, była po nim zmęczona.

Problem w tym, że nigdy nie chciała przyjąć do wiadomości, iż jest chora. Do tej pory nie ma zaufania do lekarzy i za grosz nie wierzy, że chcą dla niej jak najlepiej. Wielokrotnie zmieniała psychiatrów, bo żaden nie był według niej wystarczająco kompetentny.

Ze strony dalszej rodziny otrzymywała często-gęsto mało pomocne porady: a to że leki są zbędne, a to że bez nich też sobie jakoś poradzi, a to że dała sobie coś wmówić komuś nieżyczliwemu.

Na szczęście dało się ją przekonać, żeby zgodziła się na comiesięczny zastrzyk o długofalowym działaniu. Oczywiście z początku była nieufna, ale koniec końców przystała na takie rozwiązanie. Sprawdza się od około trzech lat.

Prawo niemieckie nie zezwala na udzielenie pomocy wbrew woli pacjenta. Jeżeli ta kobieta kiedykolwiek uzna, że nie chce albo nie potrzebuje zastrzyku, będzie to jej własna decyzja. W przypadku tej choroby istnieje pojęcie „pułapki dobrego samopoczucia". Jeśli psychozy nie występują przez dłuższy czas, powstaje błędne przekonanie, że można obyć się bez tabletek. To wielka pomyłka. Schizofrenia jest w prawie wszystkich przypadkach chroniczna. Niełatwo zaakceptować ten fakt, ale tak już jest. Jednak to bardzo frustrujące.

Rzadko rozmawiamy w rodzinnym gronie o moich problemach psychicznych. Najlepiej rozumiem się z siostrą i z ojcem, z nimi mogę mówić otwarcie. Dużo gorszy kontakt mam niestety z krewną cierpiącą na te same dolegliwości. Trudno z nią rozmawiać. Podczas większych uroczystości rodzinnych wujkowie i ciotki wszelkiej maści milczą na ten temat jak grób. Dla nich problem nie istnieje. Z moich problemów także robi się taką publiczną tajemnicę: niby każdy wie, że byłam w psychiatryku, ale o tym się nie mówi. Wydaje mi się, że ci wszyscy krewni są przekonani, że przerosła mnie rola matki, że nie jestem w stanie jej podołać i dlatego byłam w klinice. Strasznie mnie to irytuje.

Nie jestem przeciążona nadmiarem obowiązków macierzyńskich czy czymś innym. Po prostu jestem chora.

Jeden z moich krewnych powtarza w kółko, że powinnam schudnąć. Tylko o tym jest mowa, kiedy się widzimy. Byłoby wspaniale, gdyby zapytał, jak się czuję. To nie jest najważniejsze – być szczupłym. On po prostu nie rozumie, dlaczego zrobiłam się taka gruba. Natomiast ja nie pojmuję, dlaczego mu to tak przeszkadza. Powtarzam, że to z powodu tabletek, a on na to, że powinnam zmienić albo tabletki, albo psychiatrę. Takie właśnie porady otrzymuję. Wszyscy są zdania, że muszę zrzucić niepotrzebne kilogramy, ale przecież nie na tym polega istota sprawy. I zawsze myślę sobie przewrotnie: a co by było, gdybym została taka, jaka jestem? Nie byłoby w tym nic złego!

Drugie dziecko?

W oczach ludzi, którzy znają mnie tylko powierzchownie, jestem zupełnie normalna. Być może wiedzą, że z powodu depresji byłam w klinice. To przecież nic takiego. Często zatem pada pytanie, czy chciałabym mieć drugie dziecko. To trudny temat. Nie miałabym nic przeciwko powiększeniu rodziny. Ale jak? Codziennie przecież biorę leki. Dużo czytałam na ten temat w sieci i wiele się dowiedziałam. Nie jest wskazane zażywanie tabletek w czasie ciąży. Ale ja MUSZĘ je brać codziennie. Nie wolno mi ich tak po prostu odstawić. Bo jeżeli mając pod sercem dziecko, dostanę nagle urojeń i skoczę z dachu, to jaka z tego będzie korzyść? Gdybym ODPUŚCIŁA tabletki, zagroziłabym życiu nienarodzonego dziecka. Ale jeżeli bym pomimo wszystko je brała, mogłoby się urodzić chore. To by było tak, jakbym przez całą ciążę faszerowała się narkotykami. Myślę, że powinnam czuć się zadowolona i szczęśliwa, że mam JEDNO zdrowe dziecko.
Kiedy przyszło na świat, byłam zdrowa. W czasie ciąży nie musiałam zażywać lekarstw. Wydaje mi się, że nie zdecydujemy się na drugie dziecko. Oczywiście nie opowiadam tego wszystkiego każdemu, kto pyta o planowanie rodziny.

Strasznie mnie irytuje krytyka, jaka spotyka matki jedynaków. „Dziecko nie może się wychowywać samo", „Dziecko musi mieć rodzeństwo" albo „Bez rodzeństwa dziecko stanie się egoistą". Nie znoszę, kiedy muszę się z tego tłumaczyć. Nienawidzę tego! Ja nie powinnam rodzić kolejnego dziecka. Z powodów zdrowotnych. Nikt jednak nie przypuszcza, że jestem chora. Przecież dopiero co przekroczyłam trzydziestkę, wyglądam zdrowo i nie mam fizycznych ułomności.
„Jedno dziecko to mało" – jakże ja nienawidzę tego powiedzonka. Przecież jedno dziecko też przysparza ogromu pracy.

Jeżeli ktoś ma złamaną rękę, widać to od razu. Przy chorobach psychicznych trudno zauważyć nieprawidłowości. Czasem jest to błogosławieństwo, a czasem wychodzi głupio, bo ludzie nie pojmują, że ktoś może być chory.

Tabletki łagodzą wprawdzie symptomy choroby, ale jej nie pokonują. Drzemie gdzieś tam w środku. Tabletki obniżają jakość życia. Zdrowy człowiek nie musi ich zażywać. W zasadzie moje lekarstwo ordynowane jest jedynie agresywnym nastolatkom albo nadpobudliwym pacjentom z demencją. Mimo że nie stanowię dla nikogo zagrożenia, muszę je brać. Można się domyślić, jak bardzo ono dołuje. Z tym permanentnym zmęczeniem trzeba nauczyć się żyć. Tabletki powodują bezwład i ociężałość, a to niezmiernie irytuje. Jednak wolę zmęczenie niż chorobę. Od kiedy doszedł

antydepresant, zrobiło się o niebo lepiej, mogę żyć we względnej równowadze.
Biorę go rano, żeby dojść do siebie, a wieczorem łykam tabletkę na schizofrenię. I znów ogarnia mnie znużenie.

Wielu moich przyjaciół nie rozumie, że jestem chora i że to choroba wyznacza granice mojej – także wieczornej – wytrzymałości. „Na pewno wkrótce ci się poprawi i nie będziesz potrzebowała już żadnych pigułek" – mówią. Tak naprawdę nie zastanawia ich istota moich ograniczeń. Ale też nie opowiedziałam każdemu wszystkiego.

Praca

Od czasu mojego ostatniego pobytu na psychiatrii upłynęło dopiero kilka miesięcy. Jest lato, moje dziecko ma teraz dwa lata i od niedawna między 8.30 a 12.30 przebywa w żłobku. Wprawdzie jeszcze nie pracuję, ale stanowi to dla mnie duże odciążenie, także z powodu porannych dolegliwości. Dawkowanie leku wciąż jest wysokie, więc kiedy mąż zawozi małą do żłobka, najczęściej wracam do łóżka. To też osobny temat: Jak można oddać dziecko do żłobka, kiedy się JESZCZE nie pracuje??? O mojej chorobie prawie nikt nie wie. Ludzie myślą zapewne, że jestem zwyczajnie leniwa. Ciągle muszę się usprawiedliwiać i coś wyjaśniać. Choć urlop wychowawczy przedłużyłam do trzech lat, wniosek o żłobek złożyłam wcześniej, gdy jeszcze planowałam wrócić do pracy po dwóch latach. Potem już nie chciałam tego zmieniać.

Kiedy któregoś ranka dziecko jest w żłobku, a ja jeszcze leżę w łóżku, dzwoni moja komórka.
„Hallo" – mówię zaspanym głosem.
„Hej, jeszcze w betach? Tu Beate".
Przed laty to właśnie u niej uczyłam się zawodu w pewnym eleganckim salonie fryzjerskim w naszym mieście.

„Miałabyś dziś czas na próbny makijaż ślubny? I czy mogłabyś umalować pannę młodą w najbliższą sobotę?" – pyta Beate. Pracuje teraz jako fryzjerka w innym zakładzie i to tam miałabym przyjść, żeby zrobić make-up. Czuję totalny zamęt w głowie. Czy będę w stanie podołać, czy odzyskam dawną formę? Jeszcze przed paroma miesiącami prawie niespełna rozumu przebywałam na psychiatrii. Lekarstwo powoduje czasem lekkie drżenie palców. Czy uda mi się pociągnąć równą kreskę na powiece? A co będzie, jeśli zadygocze mi ręka? Pojęcia nie mam, co odpowiedzieć. Ten telefon niesamowicie mnie zaskoczył.
„To naprawdę pilne" – mówi Beate. – „Nasza wizażystka akurat się rozchorowała". I choć jak zwykle trudno jest mi powiedzieć „nie", odpowiadam: „Oczywiście, nie ma problemu. Mogę zajrzeć".
W głębi serca mam na to wielką ochotę. Obawiam się tylko, że coś może pójść nie tak. I boję się, że ludzie wezmą mnie za postrzeloną. Oby tylko nikt się nie domyślił, że biorę leki!

W umówionym czasie zjawiam się w salonie i robię makijaż przyszłej pannie młodej. Wszystko idzie wspaniale, wkrótce otrzymuję godzinne zlecenia na umalowanie jednej klientki czy dwóch. To mnie motywuje i wzmacnia poczucie własnej wartości.

Wśród pracowników salonu są trzy osoby, z którymi uczyłam się zawodu fryzjera. Cała załoga jest bardzo sympatyczna, mamy superszefa i od samego początku czuję się tu mile widziana. Jest swojsko i bardzo rodzinnie.

Wprawdzie przy pracy zadrży mi czasem ręka, ale to nie ma znaczenia, bo efekt zawsze klientki zadowala. Zresztą nigdy nie pytają, jak się czuję.

Po paru miesiącach szef zagaduje: „Słuchaj, pracowałaś przecież wcześniej jako fryzjerka. Nie chciałabyś przyjść do nas na stałe po urlopie wychowawczym?". Jestem uszczęśliwiona i proszę o czas do namysłu. Koniec końców się zgadzam, bo to jest akurat to, czego bym chciała. W dodatku będę miała bardzo blisko do pracy.

Pewnego razu pewna panna młoda wyraża życzenie, abym przyjechała do niej do domu zrobić ślubny makijaż. Ale to jest gdzieś dalej. Muszę się więc przyznać w zakładzie, że chwilowo nie wolno mi prowadzić samochodu.
To niezmierne przykre. Co sobie pomyślą koledzy? Jednak nikt nie pyta o przyczynę. Zabieram się z koleżanką, ona układa pannie młodej włosy, a ja zajmuję się makijażem.
Szef ocenia jedynie moje wyniki pracy. Nie obchodzi go to, że nie mogę jeździć samochodem. Chce mnie zatrudnić.

Lęk przed przyszłością

Znowu jest Boże Narodzenie. Od czasu, kiedy poczułam się tak fatalnie upłynął rok. Powracają wspomnienia. Moja córka ma teraz dwa lata i kilka miesięcy.

Już od dłuższego czasu klientkom salonu fryzjerskiego robię przy okazji także makijaż. W zasadzie wszystko jest na dobrej drodze. Mimo to zadręczają mnie wątpliwości. Czy powinnam przyjąć stałą posadę w salonie jako fryzjerka, gdy dziecko skończy trzy lata? A może zbłaźnię się przed koleżankami i klientkami? Co będzie, jeżeli znowu stracę panowanie nad sobą i zacznę pleść od rzeczy? W głębi duszy boję się zacząć pracować na całego. Chwilowo wszystko się kręci wokół mojego małego biznesu. Może jednak byłoby lepiej, gdybym zamiast pracować zawodowo zajęła się dzieckiem i domem? Albo pomagała mężowi w jego zakładzie? Sama nie wiem, co mam robić.

Właściwie powinnam być zadowolona. Choroba nie dała o sobie znać od roku. Dawka lekarstwa sukcesywnie się zmniejsza. Oprócz tego od października doszedł antydepresant, który bardzo mi pomaga. Jednak w czasie Bożego Narodzenia dopadają mnie wątpliwości. Zdaję sobie sprawę, że moja gadanina działa na nerwy mężowi, że się miotam i nie wiem, co mam w przyszłości robić i co właściwie ze mną będzie. Jestem zestresowana i przygnębiona.

Mąż stara się mi ulżyć, mówiąc, że jeśli nie chcę pracować, to nie muszę. Przygniata mnie poczucie wewnętrznego rozdarcia. Z jednej strony nie chcę zostać kurą domową, z drugiej – nie widzę lepszego wyjścia.

Naprawdę nie wiem, co wybrać.
Parę dni po sylwestrze łapię drżącą ręką za telefon i dzwonię do szefa. Córka ma teraz dwa i pół roku. Za kilka miesięcy powinnam zacząć pracować. Pytam, czy moglibyśmy się spotkać, żeby coś omówić. On na to, że akurat jest na urlopie i czy możemy załatwić to telefonicznie. Mówię: „Nie wiem, od czego zacząć, ale chyba powiem po prostu prawdę. Prawda jest zawsze najlepsza...".
Odpowiada: „W porządku. O co chodzi?".
Mówię: „Cóż, powinieneś wiedzieć, że po urodzeniu dziecka dwa razy byłam w klinice psychiatrycznej"...
Cisza.
Po chwili słyszę: „No tak, a teraz pewnie myślisz, że nie zatrudnię cię Z TEGO POWODU? Tylko DLATEGO, że byłaś tam dwa razy?".
Ja się zamartwiam, co będzie, gdy się dowie o chorobie, a on podchodzi do sprawy tak zwyczajnie. Mówię: „Właśnie dlatego pomyślałam, że mogłabym u ciebie dalej pracować, ale na własny rachunek. Jeżeli zachoruję

na kilka tygodni, nie musisz mi płacić za nieprzepracowany czas". Odpowiada: „Twoje skrupuły mam gdzieś. Jasne, że dostaniesz pracę na stałe. Dobrze rozumiem, że się martwisz. Muszę ci szczerze wyznać, że miałem kiedyś podobny przypadek w naszym zespole. Jestem teraz zadowolony i szczęśliwy, że wtedy wyciągnąłem rękę do tej osoby i ona teraz dobrze się czuje. Znowu pracuje jako fryzjerka. Każdy człowiek ma jakąś przeszłość. Nic w tym złego".
Odebrało mi mowę. Na taką reakcję zupełnie nie liczyłam.

Rozmawiamy jeszcze dłuższą chwilę. Wprawdzie nie nazywam diagnozy po imieniu, ale wyjaśniam, że muszę brać tabletki i dlatego się niepokoję, czy będę wystarczająco dobra w pracy.

Wbrew oczekiwaniom, zamiast rzucić jakąś niestosowną uwagę, szef zaczyna mnie motywować i spokojnie przekonuje: „Dla mnie nie ma to żadnego znaczenia, że musisz brać jakieś pigułki" – tłumaczy. – „Jeżeli nie spróbujesz popracować, to nigdy się nie dowiesz, co by z tego mogło wyniknąć. Musisz po prostu spróbować. I albo się uda, albo nie".

Do dzisiaj mam wielkie uznanie dla szefa, że wtedy tak super się zachował. I że wierzy we mnie! Mam wrażenie, że z nim mogłabym rozmawiać o wszystkim. Zawsze jest otwarty na problemy swoich współpracowników.

To było prawdziwe zrządzenie losu, że Beate zadzwoniła tego ranka, akurat wtedy, kiedy się tego najmniej spodziewałam. Widocznie opatrzność czuwa nade mną. Kiedy jedne drzwi się zamykają, zawsze otwierają się inne.

Postanawiam rozpocząć pracę, gdy moja córka skończy trzy latka.

Będzie dobrze.

Codzienność

Córeczka ma już trzy lata. Ja pracuję u fryzjera w niepełnym wymiarze godzin i wszystko idzie gładko. Każdego dnia biorę tabletki, ale nikt nie zwraca na to uwagi.
Przynajmniej taką mam nadzieję.

Dawka leku zmniejszyła się do jednego miligrama dziennie i mogę nawet znowu siąść za kierownicę. Wprawdzie stale towarzyszy mi zmęczenie, ale myśli są klarowne.
Codziennie czuję się niewyspana, podobnie jak dawniej w niedzielne poranki po nocnym ubawie. Teraz jest tak każdego dnia.

No i ta potężna nadwaga. Ale lepiej gruba niż chora psychicznie.

Z pewnością już nigdy samowolnie nie odstawię tabletek, ani ich nie zlekceważę. Życie z tą wieczną łykaniną szarpie nerwy, ale nie ma na to rady.
W międzyczasie zrobiło się trochę normalniej.
Znaczącym krokiem w tym kierunku był powrót do pracy. Kiedy jestem zajęta, skupiam się tylko na

tym, co robię. Na moment zapominam o tabletkach i o wszystkim. W pracy czuję się najbardziej normalnie. Być potrzebnym to piękne uczucie. Praca sprawia mi wielką radość.

Jedynie w wolne dni, kiedy jestem w domu, dopadają mnie ponure myśli. Niekiedy robię się smutna i przygnębiona, że teraz wszystko wygląda, jak wygląda, że jestem skazana na tabletki, przez które stałam się ociężała. Muszę jednak wreszcie pojąć, że moja sytuacja jest właściwie dobra, a nie zła. Istnieje przecież środek na moje dolegliwości i nie muszę do końca życia pozostawać na oddziale psychiatrycznym.

Wkurza mnie jednak wewnętrzne przekonanie, że właściwie nie powinnam nikomu opowiadać o swoich przejściach.
A właściwie dlaczego nie?
Przecież to nic takiego, że jest się chorym psychicznie. O wszystkich innych chorobach ludzie klepią na okrągło.
Dlaczego, nawet jeśli ma się na to ochotę, nie wolno otworzyć ust i powiedzieć, że się cierpi na schizofrenię paranoidalną?

Zanim znowu zaczęłam pracować, byłam wraz z córeczką przez jakiś czas w sanatorium w Szwarcwaldzie. I to również spotkało się z wrogim nastawieniem: „Też kiedyś złożyłam wniosek o taki pobyt, ale JA zgody wtedy nie dostałam" – mówiły niektóre matki z zawiścią.

„Jak ci się TO udało?".
„Po co ci sanatorium? Przecież jesteś zdrowa jak rydz!".
Ciągle miałam wrażenie, że w gruncie rzeczy nie wolno mi nic powiedzieć o swoich przejściach, że powinnam trzymać buzię na kłódkę. Chociaż w zasadzie nie wiedziałam, co tak naprawdę miałabym do powiedzenia. Kiedyś zagadnęła mnie jakaś kobieta: „Przyjechałaś tu na odchudzanie?". Przytaknęłam: „Tak. Dokładnie tak".

I nawet jeżeli komuś się coś piśnie, trzeba być bardzo ostrożnym. Pewna przyjaciółka, której zwierzyłam się od serca i opowiedziałam o wszystkim, po prostu jakby rozpłynęła się w powietrzu. Przed urodzeniem dziecka spotykałyśmy się bardzo często, a teraz grobowa cisza. Pewnie się mnie boi.
Byłam też zmuszona wysłuchiwać uwag w rodzaju: „Ciesz się, że nie jest gorzej przy takiej ilości prochów, jaką brałaś przedtem!".
Ta choroba piętnuje!
To prawda, kiedyś chodziłam na imprezy. Tak, lubiłam się bawić, ale moja choroba ma podłoże genetyczne. Ktoś z mojej rodziny właśnie na to choruje i ta osoba na pewno nie brała nigdy narkotyków.
Ludzie ciągle próbują szukać przyczyny tego, że komuś pomieszało się w głowie. „Tak, tak" – powiedziała do mnie pewna ciotka, kiedy po raz pierwszy wróciłam ze szpitala psychiatrycznego. – „Takie malutkie dziecko to potrafi wykończyć". Miała przy tymi taki litościwy wzrok. A we mnie się gotowało. Kipiałam złością.

Czuję się tak bardzo niezrozumiana. Niektórzy sądzą, że rola matki mnie przerasta, że nie radzę sobie z dzieckiem. Ale ja ani nie byłam, ani nie jestem przeciążona opieką nad nim.

Mam najwspanialszą córkę na świecie. Moje słoneczko. Kocham ją i jestem z niej bardzo dumna. Jako mama czuję się wspaniale! Na szczęście po tym trudnym dla mnie czasie nie nastąpiły u niej żadne niekorzystne zmiany w zachowaniu. Może wydawała się troszkę onieśmielona, kiedy po raz drugi wróciłam z leczenia, ale to błyskawicznie minęło. Teraz chodzi do przedszkola i po prostu rozkwitła. Jest pewną siebie, pogodną dziewczynką i świetnie się rozumie z innymi dziećmi. Ma własne zdanie i potrafi wyrazić dobitnie, co chce, a czego nie chce. To mi się podoba. Wie na przykład dokładnie, w co rano chciałaby się ubrać. Można zauważyć, że już teraz ma mocny charakter.
Kocham swoje dziecko ponad wszystko i uwielbiam być mamą. Nie ma nic piękniejszego!

Córka niekiedy pyta, dlaczego biorę tabletki. Wyjaśniam jej wtedy, że to z powodu tarczycy. Całą prawdę pozna, kiedy będzie starsza. Opowiem jej wszystko. Mam wielką nadzieję, że kiedy dorośnie, nie zachoruje na to samo. Nigdy natomiast nie pyta, gdzie się podziewałam, kiedy mnie zabrakło. Była wtedy malutka, a teraz pewnie albo o tym nie myśli, albo niczego nie pamięta. Podczas wspólnego pobytu w sanatorium mówiłam jej, że jesteśmy na urlopie. Widziała wprawdzie, że każdego ranka mierzono mi ciśnienie, ale nigdy nie zapytała dlaczego.

Od jakiegoś czasu należę do grupy wsparcia dla psychicznie chorych rodziców. To bardzo pomaga. Nie mogę zbyt dużo pisać na ten temat, gdyż to, o czym rozmawiamy, pozostaje poufne. Mogę jedynie zdradzić, że poznałam tam pewną kobietę, która zażywa te same dwa lekarstwa, co ja, a więc jest w podobnej sytuacji. Z tą różnicą, że ona ma troje dzieci.
Bardzo podtrzymuje mnie na duchu fakt, że nie jestem sama. Nareszcie mogę porozmawiać z ludźmi, którzy mają podobne doświadczenia. Tylko ci, których dotknęła ta sama choroba, mogą się nawzajem zrozumieć.

Swojego czasu zaczęłam czytać książkę o chorobach psychicznych. Dowiedziałam się, że wybuchają często bez żadnego powodu. Ludzie zawsze doszukują się przyczyny, a ta na ogół leży po prostu w genach. Można mieć najwspanialsze życie i zachorować. Ta choroba może dopaść KAŻDEGO. Jeden procent ludzi cierpi na schizofrenię paranoidalnę. Wśród nich jestem i ja.

Niekiedy pytam samą siebie, czy dostałabym pomieszania zmysłów, gdybym kiedyś nie zażywała narkotyków. Niestety, nigdy się tego nie dowiem.

Wracam myślami do pewnego dnia przed wieloma laty, na długo przedtem, zanim zostałam matką. Byłam z przyjaciółką na jakimś letnim festiwalu. W tym czasie imprezowałam dość intensywnie i w weekend brałam to i owo, kokainę i ecstazy. Tego dnia wybrałyśmy ecstazy i zrobiło się tego trochę za dużo. Nagle poczułam się śledzona i obserwowana. W każdym przechodniu widziałam czyhających na mnie policjantów. Cały dzień drżałam, że któryś mnie zagadnie i zamknie. Siedziałam na trawniku, szczęka mi latała, nie mogłam dojść do siebie. To było okropne przeżycie, ogarnął mnie paniczny strach. Tego dnia po raz pierwszy przeżyłam zamroczenie narkotykowe i dlatego rzuciłam prochy. Dobrze, że doświadczyłam tych krańcowych wrażeń, inaczej bym pewnie z tym nie skończyła.

Czasem zadaję sobie pytanie: czy wtedy zawiesił mi się mózg? Tylko dlaczego choroba dopadła mnie dopiero wiele lat później? Gdy już dawno rzuciłam narkotyki? Wydaje mi się, że ona drzemała we mnie już wcześniej. I pewnie wtedy przebudziła się pierwszy raz.

Dopiero dużo, dużo później dała znać, że wcale nie śpi.

Dlaczego opowiadam to wszystko? Bo chcę podkreślić, że narkotyki to nic dobrego i że może się przez nie wiele złego zdarzyć.

Teraz można by położyć przede mną wszystkie prochy świata i nie dotknęłabym ich za nic, nawet gdyby mi je podarowano.

Przejrzałam na oczy: mamy tylko jedno życie. A zbyt łatwo zapominamy, że nie będziemy żyć wiecznie. Najważniejsze, co posiadamy, to zdrowie. Dziś wreszcie to pojęłam. Przez narkotyki możemy sobie zrujnować i zdrowie, i psychikę.

Jeśli raz stracimy zdrowie, to na zawsze. I nie odzyskamy go za żadne pieniądze.

Jestem zadowolona, że dobrze się czuję i mogę prowadzić względnie normalne życie. Chciałabym, aby ta książka choć trochę pomogła ludziom, którzy znajdują się w podobnej sytuacji.
Niezmiernie chętnie nawiązałabym z nimi kontakt. Ta choroba jest rzadka i powoduje poczucie osamotnienia. Z nikim nie można o niej porozmawiać. A ci, którzy na nią cierpią, nie przyznają się, że chorują, albo nie chcą o tym wspominać.

Jestem wdzięczna, że mam wspaniałą rodzinę, która mnie kocha i wspiera, że mam męża i dziecko. Dla dobra córeczki godzę się nawet na permanentne zmęczenie. Dla jej dobra łykam codziennie wieczorną tabletkę. Dla mojego męża i dziecka. *The show must go on*.

Życie nie jest łatwe, ale zawsze toczy się jakoś dalej.

„A jeżeli opuści cię odwaga? Wtedy pójdziesz dalej sam" – to powiedzenie przeczytałam na psychiatrii i bardzo mi się spodobało. Istnieją o wiele gorsze schorzenia. Jestem zadowolona i szczęśliwa, że jest tak, jak jest.

Cieszy mnie moja praca. Zauważyłam też, że sprawia mi przyjemność pisanie, że przynosi odprężenie i przywraca równowagę. Działa jak wentyl.

Dawka lekarstwa wynosi teraz jeden miligram. Co prawda czuję się zmęczona, ale są gorsze rzeczy. W przyszłości może być tylko lepiej.

I będzie lepiej!
Trzeba tylko z ufnością patrzeć przed siebie.

Bardzo pomocny był pobyt z dzieckiem w sanatorium, dostarczył też nowych impulsów na przyszłość. Przy wypełnianiu wniosku o skierowanie pomógł mi ktoś z organizacji charytatywnej.

Uwielbiam bawić się kreatywnie z córką, rysować, malować, wycinać albo lepić. To wielka przyjemność. Od czasu do czasu idziemy razem do kościoła na mszę dla dzieci. To odpręża, daje ukojenie i w jakiś sposób pozwala uporządkować myśli.

Dobrze robią też przechadzki. Chętnie chodzę z mężem na długie spacery.

Przez pewien czas bardzo użalałam się nad sobą, jednak wkrótce spostrzegłam, że roztkliwianie nic nie daje. Po prostu nic. Aby dzień stał się dobrym dniem, trzeba dać mu szansę, trzeba się o to postarać. Niezależnie od tego, czy samopoczucie jest dobre, czy złe. Sytuacji tak czy owak nie zmienię, ale mogę zmienić swoje nastawienie!

Zakończenie

W pracy wszystko idzie wspaniale. Mam dryg do tego, co robię i kiedy się koncentruję, zapominam o zmęczeniu.

Któregoś dnia jedna z klientek opowiada mi o byłym partnerze i o rozstaniu. Papla i trochę przynudza, w końcu pyta: „Pewnie uważasz, że jestem pomylona?”.
O mało się w duchu nie roześmiałam.
Gdyby ona wiedziała, z kim ma do czynienia!
Cóż to znaczy pomylona?
Czy ja jestem pomylona?

Nie żyje już staruszek, o którym wcześniej wspominałam. To do jego mieszkania wtargnęłam kiedyś tak niespodziewanie. Mam wielkie wyrzuty sumienia, że nie poszłam do niego, aby przeprosić za najście. Po prostu nie wiedziałam, co mogłabym mu powiedzieć.

Na naszym piętrze mieszka sąsiadka, która jest ergoterapeutką i przypadkowo pracuje na psychiatrii. Strasznie mi głupio, bo być może wie, że tam byłam. Jaki ten świat mały.

Mieszkańcy naszego domu sądzą pewnie, że jestem niespełna rozumu. Ale możliwe też, że nikt o niczym nie wie. Nie mam pojęcia. Tutaj wszyscy są dla siebie uprzejmi bez względu na to, ile kto ma lat i na którym piętrze mieszka. Jesteśmy zgraną wspólnotą i świetnie się rozumiemy. Sąsiedzi są dla mnie bardzo mili, szczególnie od czasu, kiedy mam dziecko. Córka zawojowała bez reszty starszą generację. Mogę się czuć szczęśliwa, że żyjemy wśród tak sympatycznych ludzi.

Rozumiem się też bardzo dobrze z sąsiadem, któremu kiedyś tak niespodziewanie zwinęłam rower. Gdy byłam w szpitalu, mój mąż zwrócił mu go i przeprosił. Sąsiad do tej pory jest przekonany, że dostałam wtedy ataku paniki albo czegoś podobnego, i na szczęście nie bierze już mi tego za złe.

Pewnego dnia wracam z córką do domu i spotykam go przy wejściu. Zsiada z roweru i zagaduje. Widział mnie przedtem z komórką w ręku i teraz zaczyna wykład. W dzisiejszych czasach każdy wgapia się w swój telefon. Już moja generacja jest do niczego, a młodsza robi się jeszcze gorsza.

Biadoli, że nikt nie czyta książek, i pyta całkiem poważnie, czy kiedykolwiek przeczytałam choćby jedną. Jestem zaskoczona. Najchętniej odpowiedziałabym mu: „Właśnie jedną piszę". Jednak się powstrzymuję i informuję go grzecznie, że przeczytałam już kilka książek w swoim życiu.

Nikt by nie przypuszczał, że akurat ja mogę pisać książkę. No i dobrze. Pseudonim zapewnia mi anonimowość. Chciałabym otwarcie zwrócić uwagę opinii publicznej na problem schizofrenii i brać udział w uświadomieniu społeczeństwa, gdyż ta choroba musi wreszcie przestać być zbywana milczeniem. Mam nadzieję, że ta książka doda choć trochę odwagi ludziom w takiej sytuacji jak moja.

Chciałabym, aby moje życie zawodowe układało się w przyszłości tak pomyślnie jak do tej pory, aby nie doszło do nawrotu choroby i aby dane mi było się przekonać, że córka zdrowo się rozwija. Od społeczeństwa oczekuję więcej zrozumienia dla problemu chorób psychicznych i szerszego otwarcia na ludzi dotkniętych tymi zaburzeniami. Życzyłabym sobie bardzo, aby choroby psychiczne przestały być wreszcie tematem tabu!

Podziękowanie

Dziękuję mojej rodzinie i przyjaciołom, że mnie tak mocno wspierali w tamtym trudnym czasie.

Dziękuję cioci i wujkowi za cotygodniową pomoc w utrzymaniu porządku w domu.

Ponad wszystko dziękuję mojemu mężowi! Dziękuję Ci za to, że zawsze stałeś za mną murem i że trwasz przy mnie! Kocham Cię ponad wszystko! Jesteś miłością mojego życia i moją ostoją!